# Emergencias sanitarias y dispositivos de riesgo previsible

María del Carmen Herrero Velasco

**Emergencias sanitarias y dispositivos de riesgo previsible**
© María del Carmen Herrero Velasco


1ª Edición

© IC Editorial, 2025

Editado por: IC Editorial
c/ Cueva de Viera, 2, Local 3
Centro Negocios CADI
29200 Antequera (Málaga)
Teléfono: 952 70 60 04
Fax: 952 84 55 03
Correo electrónico: iceditorial@iceditorial.com
Internet: www.iceditorial.com

ISBN: 978-84-1184-897-8
Depósito Legal: MA-931-2025


Impresión: PODiPrint
Impreso en Andalucía – España

Nota de la editorial: IC Editorial pertenece a Innovación y Cualificación S. L.

## Presentación del manual

El **Certificado de Profesionalidad** es el instrumento de acreditación, en el ámbito de la Administración laboral, de las cualificaciones profesionales del Catálogo Nacional de Cualificaciones Profesionales adquiridas a través de procesos formativos o del proceso de reconocimiento de la experiencia laboral y de vías no formales de formación.

El elemento mínimo acreditable es la **Unidad de Competencia.** La suma de las acreditaciones de las unidades de competencia conforma la acreditación de la competencia general.

Una **Unidad de Competencia** se define como una agrupación de tareas productivas específica que realiza el profesional. Las diferentes unidades de competencia de un certificado de profesionalidad conforman la **Competencia General,** definiendo el conjunto de conocimientos y capacidades que permiten el ejercicio de una actividad profesional determinada.

Cada **Unidad de Competencia** lleva asociado un **Módulo Formativo,** donde se describe la formación necesaria para adquirir esa **Unidad de Competencia,** pudiendo dividirse en **Unidades Formativas.**

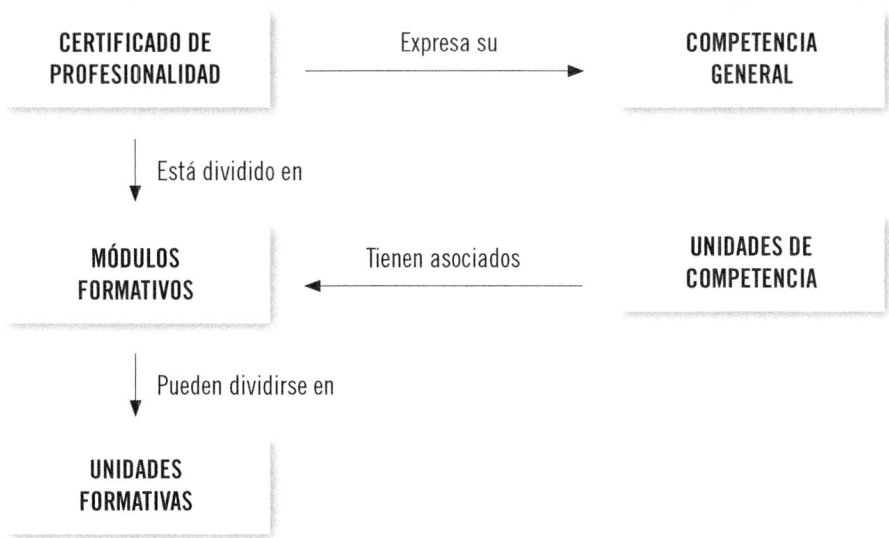

El presente manual desarrolla el Módulo Formativo **MF0362_2: Emergencias sanitarias y dispositivos de riesgo previsible,**

asociado a la unidad de competencia **UC0362_2: Colaborar en la preparación y en la ejecución de planes de emergencias y de dispositivos de riesgo previsible,**

del Certificado de Profesionalidad **Atención sanitaria a múltiples víctimas y catástrofes.**

| MF0362_2 EMERGENCIAS SANITARIAS Y DISPOSITIVOS DE RIESGO PREVISIBLE | Tiene asociado el ← | UNIDAD DE COMPETENCIA UC0362_2 Colaborar en la preparación y en la ejecución de planes de emergencias y de dispositivos de riesgo previsible |
| --- | --- | --- |

# FICHA DE CERTIFICADO DE PROFESIONALIDAD

## (SANT0108) ATENCIÓN SANITARIA A MÚLTIPLES VÍCTIMAS Y CATÁSTROFES (R. D. 710/2011, de 20 de mayo)

**COMPETENCIA GENERAL:** Colaborar en la preparación y la ejecución de planes de emergencia y de dispositivos de riesgos previsibles, así como en la organización y el desarrollo de la logística sanitaria ante una emergencia colectiva o catástrofe, prestando la atención inicial a múltiples víctimas y aplicando técnicas de apoyo psicológico en situaciones de crisis.

| Cualificación profesional de referencia | | Unidades de competencia | Ocupaciones o puestos de trabajo relacionados: |
|---|---|---|---|
| SAN122_2: ATENCIÓN SANITARIA A MÚLTIPLES VÍCTIMAS Y CATÁSTROFES (R. D. 1087/2005 de 16 de septiembre) | UC0360_2 | Colaborar en la organización y el desarrollo de la logística sanitaria en escenarios con múltiples víctimas y catástrofes, asegurando el abastecimiento y la gestión de recursos y apoyando las labores de coordinación en situaciones de crisis | • Ayudante de emergencias sanitarias<br>• Ayudante en transporte sanitario urgente con equipos de soporte vital básico y/o de equipos de soporte vital avanzado<br>• Ayudante de unidades de asistencia sanitaria al desastre o de unidades de logística sanitaria en catástrofes<br>• Ayudante en salvamento y rescate<br>• Ayudante en cooperación internacional |
| | UC0361_2 | Prestar atención sanitaria inicial a múltiples víctimas | |
| | UC0362_2 | Colaborar en la preparación y en la ejecución de planes de emergencias y de dispositivos de riesgo previsible | |
| | UC0072_2 | Aplicar técnicas de apoyo psicológico y social en situaciones de crisis | |

## Correspondencia con el Catálogo Modular de Formación Profesional

| Módulos certificado | Unidades formativas | Horas |
|---|---|---|
| MF0360_2: Logística sanitaria en situaciones de atención a múltiples víctimas y catástrofes | UF0674: Modelos de actuación ante múltiples víctimas | 40 |
| | UF0675: Logística sanitaria en catástrofes | 60 |
| | UF0676: Organización sanitaria inicial para la asistencia sanitaria a emergencias colectivas | 30 |
| MF0361_2: Atención sanitaria inicial a múltiples víctimas | UF0677: Soporte vital básico | 60 |
| | UF0678: Apoyo al soporte vital avanzado | 50 |
| **MF0362_2: Emergencias sanitarias y dispositivos de riesgo previsible** | | 60 |
| MF0072_2: Técnicas de apoyo psicológico y social en situaciones de crisis | | 40 |
| MP0139: Prácticas profesionales no laborales | | 120 |

# Índice

# Capítulo 1
## Organización de planes de emergencias

# Contenido

# 1. Introducción

En la actualidad, existen situaciones que hacen imprescindible el uso de los sistemas de emergencias. Estos sistemas deben ser organizados de forma metódica y apropiada, y no hay que olvidar nunca que el fin de esta actividad es velar por la seguridad, salud y prevención de accidentes en personas.

En este capítulo se verán términos relacionados con la materia (catástrofe, riesgo, etc.) y el concepto de vulnerabilidad, imprescindible para conocer la fragilidad de una comunidad.

Se tratará además la organización que existe en la estructura de apoyo en catástrofes, sus funciones y las relaciones entre sus diversos estamentos, así como las diferentes leyes y decretos que las regulan en España.

# 2. Tipos de planes de emergencias

En España, han sido varias las catástrofes de origen natural o humano que han tenido lugar en los últimos tiempos, como por ejemplo la erupción del volcán en La Palma (2021), los devastadores incendios forestales que arrasaron grandes áreas del país en 2022, o el trágico accidente de tren en Santiago de Compostela (2013). También ocurrieron desastres naturales como las inundaciones que afectaron gravemente a la Comunidad Valenciana y la Región de Murcia durante la DANA (depresión aislada en niveles altos) de septiembre de 2019.

Estas catástrofes afectan a la población, el medioambiente y los recursos naturales y, por supuesto, a la economía; siendo estos los sectores más importantes para un país o una zona. Por ello, cuando una catástrofe se produce es imprescindible actuar de forma rápida y eficiente, para minimizar los daños y se haga prevención de los mismos. Tener un plan de riesgos en estas situaciones hará que la consecución de los objetivos ante una catástrofe se consiga.

El Real Decreto 524/2023, de 20 de junio, por el que se aprueba la Norma Básica de Protección Civil en España, define y establece los fundamentos para la creación y organización de los planes de emergencia en el ámbito de la protección civil. Esta normativa actualiza los marcos de planificación y respuesta ante situaciones de emergencia, ajustando las definiciones y procedimientos para hacer frente a nuevos riesgos, como el cambio climático, las catástrofes naturales y los incidentes tecnológicos. Con esta actualización, se refuerza la coordinación entre las distintas Administraciones y sectores involucrados, así como los recursos disponibles para la protección de personas, bienes y el medioambiente.

Un plan de emergencias es la actuación organizada de los recursos y materiales ante una emergencia, dirigidos a la población, tanto a las personas como a los bienes materiales.

Este plan debe ser flexible ya que todas las situaciones no son iguales, ni se desarrollan los acontecimientos de la misma madera en todos los casos.

Existe además una amplia legislación con normas específicas acerca de los planes de emergencias. Estas leyes deben ser conocidas por todos los profesionales, y son aplicadas en cada comunidad autónoma, ya que cada una tiene una serie de riesgos diferentes y, por tanto, planes de emergencias diferentes.

También existen leyes en lo relativo a peligros nucleares e industriales, que se desarrollan tanto de modo estatal como con sistemas de protección individual. En la Unión Europea existen diferentes instituciones relacionadas con el ámbito de la protección contra accidentes con sustancias peligrosas y el tratado de energía atómica (EURATOM), estableciendo la normativa nuclear a nivel europeo.

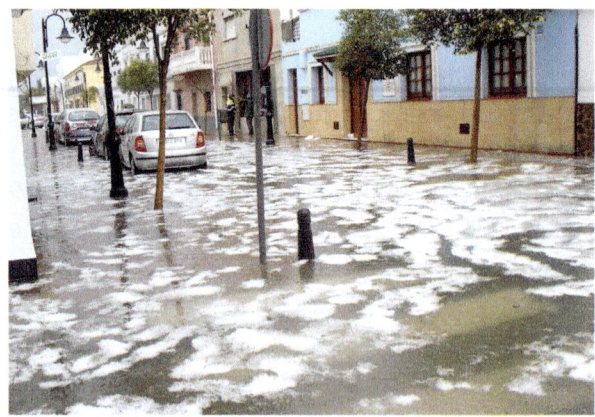

*Las inundaciones en España son una de las peores catástrofes, y dejan importantes pérdidas económicas y naturales.*

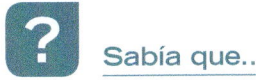
**Sabía que...**

La finalidad del ERATOM es el desarrollo e independencia de una industria propia nuclear europea, así como el establecimiento de unas normas básicas en seguridad y protección de la población.

## 2.1. Tipos

Existen diferentes tipos de planes de emergencias según la Norma Básica de Protección Civil aprobada por el Real Decreto 524/2023 y la Ley 17/2015, de 9 de julio, del Sistema Nacional de Protección Civil, estos planes son:

- El Plan Estatal General
- Los Planes Territoriales
- Los Planes Especiales
- Los Planes de Autoprotección

### Plan Estatal General

El Plan Estatal General (PLEGEM) es el instrumento marco de planificación del Sistema Nacional de Protección Civil, y contiene el marco orgánico-funcional, los mecanismos de movilización de capacidades y el esquema de coordinación y dirección de las Administraciones públicas intervinientes en las emergencias de protección civil de interés nacional.

El PLEGEM contiene igualmente los criterios y procedimientos para el seguimiento por los órganos centrales del Sistema Nacional de Protección Civil de las situaciones de interés para la protección civil. Describe, además, los procedimientos de actuación de la Administración General del Estado para prestar asistencia y apoyo a otras Administraciones públicas en las emergencias de protección civil de la competencia de estas, así como los procedimientos de coordinación y apoyo entre Administraciones públicas involucradas en la gestión de emergencias de protección civil de otros ámbitos competenciales.

El PLEGEM establece los procedimientos para la prestación de ayuda internacional por los integrantes del Sistema Nacional de Protección Civil, y la incorporación de medios extranjeros a emergencias en territorio nacional. Los planes estatales especiales y los planes territoriales de las comunidades autónomas y ciudades de Ceuta y Melilla se integran en el PLEGEM.

## Planes territoriales

Los Planes territoriales constituyen los instrumentos superiores de planificación de protección civil en el territorio de una comunidad autónoma, ciudad dotada de Estatuto de Autonomía o entidad local, integrándose en los mismos los planes especiales de su ámbito territorial.

Los Planes territoriales establecerán el marco organizativo general, en relación con su correspondiente ámbito territorial, de manera que permita la integración de los Planes de ámbito inferior, así como su propia integración en el Plan de ámbito superior correspondiente.

Estos planes podrán contemplar una fase especial de apoyo a emergencias que no sean de protección civil, cuando la constitución de los órganos propios y la capacidad organizativa, de coordinación y de movilización de recursos de protección civil lo haga aconsejable y así lo establezca la autoridad competente.

Como se ha comentado antes, cada comunidad autónoma tiene un plan de riesgo territorial diferente, pero todas se basan en las mismas directrices, que son:

- Definir el objetivo y alcance de la actuación, valorando lo que se puede conseguir con la correcta aplicación del plan.
- Recoger información sobre las características geográficas y climatológicas del terreno.
- Determinar la figura del director del plan, al que corresponde el control de todas las operaciones en cualquiera de las fases de la evolución de la emergencia.
- Cada plan contempla el establecimiento de un Centro de Coordinación Operativa (CECOP), donde se realizan la dirección y coordinación de todas las operaciones.

- Establecimiento de los mecanismos y circunstancias para la declaración formal de la aplicación de un plan, debiéndose fijar en cada caso.
- Definición de las medidas de protección de la población, garantizando la asistencia a personas con discapacidad, que tiene como objetivo evitar efectos adversos de riesgo, que son: control de accesos, avisos a la población, refugio o aislamiento en el domicilio o lugares de seguridad, evacuación y asistencia sanitaria.
- Definición de medidas de seguridad de protección de bienes, sobre todo los que sean de interés cultural.
- Establecer medidas de socorro en situaciones que pueden ser una amenaza para la vida, como personas heridas o sepultadas y su posterior búsqueda y socorro.
- Determinar los medios y recursos necesarios.
- Coordinar los planes de los distintos niveles territoriales.
- Previsión de las actuaciones en las emergencias, con sistemas de alerta precoz.
- Establecimiento de las fases y situaciones en concordancia con las medidas de protección que deben adoptarse.
- Determinar las medidas de rehabilitación y reparación.
- Determinar las medidas adecuadas para la información a la población afectada y el público en general.
- Implantación y mantenimiento de la eficacia del plan, estableciendo mecanismos para su efectividad a lo largo del tiempo.
- El plan debe ser flexible, que permita el ajuste del modelo a las diferentes situaciones que pueden tener lugar.

 Actividades

1. Definir qué es un plan territorial y comentar cuatro de las directrices que le parezcan más importantes para su elaboración.

## Planes especiales

Por las distintas características de los riesgos enumerados, los planes especiales pueden dividirse entre básicos y especiales.

En el caso de los planes básicos, estos se aplican en situaciones bélicas y de emergencia nuclear. Son planes exigidos por el interés nacional y de competencia y responsabilidad del Estado, abarcando todas las fases de la planificación, incluyendo la relativa a la prevención, vigilancia y control de las emergencias potenciales con el concurso de los organismos competentes.

Los planes especiales para otro tipo de riesgos, son aquellos que se elaboran de acuerdo a las directrices básicas relativas a cada riesgo. Dichas directrices básicas establecen los requisitos mínimos sobre los fundamentos, estructura, organización, criterios operativos, medidas de intervención e instrumentos de coordinación que deben cumplir los planes.

 Importante

Los planes de emergencias especiales se realizan para actuar frente a situaciones de riesgo concretas y que requieren una actuación específica, y se elaborarán para hacer frente a los riesgos específicos cuya naturaleza requiera una metodología técnico-científica adecuada para cada uno de ellos.

Estos planes tanto especiales como básicos se elaboran de acuerdo con las prioridades que resulten del inventario de riesgos del territorio, por sectores de actividad, tipo de emergencia o actividades concretas.

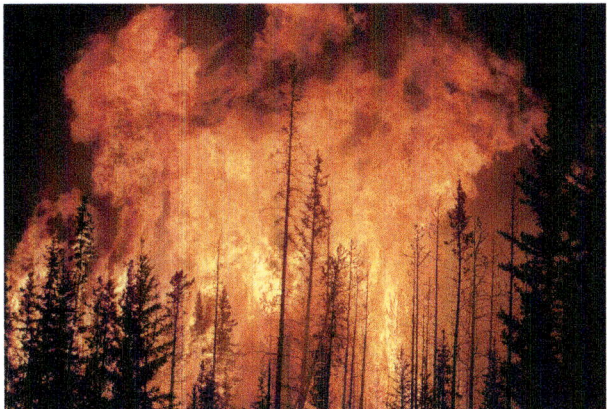

*Los incendios se suelen producir en las épocas de sequía de forma cíclica, sobre todo en verano. La mayoría de ellos suelen ser provocados.*

De esta manera, se deben elaborar planes especiales para los siguientes riesgos:

- **Básicos:** cuya competencia y responsabilidad pertenece al estado, abarcando todas las fases de planificación, incluyendo la prevención, la implantación y la información a administraciones afectadas y a la población. Son estas situaciones:

  - Emergencias nucleares.
  - Situaciones bélicas.

- **Planes especiales:** en otras situaciones los planes de riesgo serán elaborados según las directrices básicas relativas a cada riesgo, y establecerán los requisitos mínimos sobre los fundamentos, estructura, organización, criterios operativos, medidas de intervención e instrumentos de coordinación que deben cumplir los planes especiales a que aquellas se refieran. Estas situaciones son:

  - Inundaciones.
  - Seísmos.
  - Accidentes químicos.
  - Transportes de mercancías peligrosas.

■ Incendios forestales.
■ Actividades volcánicas.

## Nota

En España existen más de cinco zonas volcánicas, pero solo dos de ellas, La Garrotxa (Girona) y Canarias, han tenido erupciones volcánicas en los últimos 10.000 años.

## Actividades

2. Describir qué es un plan básico de emergencias e indicar alguno de los casos en los que se pueda dar.

### Planes de Autoprotección

Los Planes de autoprotección son los establecidos por los titulares de actividades, centros, establecimientos e instalaciones que puedan ocasionar riesgos de protección civil, incluidos los producidos por accidentes en instalaciones o procesos en los que se utilicen o almacenen sustancias químicas, biológicas, nucleares o radiactivas, y que incluyen el sistema de acciones y medidas que deben adoptar con sus propios medios y recursos, encaminadas a identificar, prevenir y controlar los riesgos sobre las personas y sus bienes y dar una respuesta adecuada a las posibles situaciones de emergencia, garantizando su integración con el sistema público de protección civil, de acuerdo con la Directriz Básica de Planificación de Autoprotección.

### Otros tipos de planificaciones

Además del tipo de situaciones de los planes de emergencia, territoriales o especiales, se pueden producir otras con otro tipo de planificaciones. Estas situaciones se suelen dar en las grandes concentraciones de personas en espacios reducidos.

Estas concentraciones se caracterizan por la dificultad de movilizar a las personas ante una situación multitudinaria, el desconocimiento de las personas sobre la actuación en determinados momentos en los que se puede provocar el pánico (por ejemplo, desconocer las salidas de emergencia), así como la escasa iluminación de estos lugares. Estas situaciones se pueden dar en sitios donde se concentran muchas personas, como hospitales, estadios de fútbol, romerías, ferias, etc.

Por darse estas situaciones en diferentes ambientes, se reaccionará de forma distinta si el acontecimiento es en un recinto cerrado o abierto. En el caso de que el acontecimiento sea en un recinto cerrado, será la empresa organizadora junto con Protección Civil la encargada de llevar a cabo el plan de actuación.

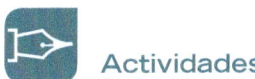

## Actividades

3. Describir cuáles son los pasos a seguir en la elaboración de planes de emergencias.

## 3. Estructura general de un plan de emergencias

La elaboración del plan de emergencias tiene la misma estructura general. Para su realización se deben tener en cuenta los materiales, recursos de los que se disponga, así como la gravedad del desastre o catástrofe.

De forma general, un plan de emergencias se estructura de la siguiente forma:

- **Introducción:** es el primer elemento del plan, en el cual se señala la importancia y orientación del plan de emergencias, los objetivos, el significado y la aplicación del plan.
- **Justificación:** pretende precisar los aspectos que dieron lugar a la ejecución del plan; es decir, definir el porqué de la elaboración del plan. Se deben exponer los antecedentes, describir las necesidades y explicar los motivos de la elaboración.
- **Objetivos:** describir los logros y beneficios que se quieren conseguir con el plan de emergencias.
- **Alcance:** se debe definir la cobertura del plan de emergencias y contingencias. De tal forma, se deberá estudiar el área geográfica, edificios, etc., que se vean implicados en el plan de emergencias.
- **Identificación de riesgos:** se define como el proceso en el que se estima la probabilidad de que ocurra un evento no deseado con una determinada severidad o consecuencias en la seguridad, salud, medioambiente y/o bienestar público. El plan además debe poder prevenir y mitigar riesgos y atender los eventos con la suficiente eficacia, minimizando los peligros para la comunidad y el ambiente.
- **Estructura organizativa:** en el plan de emergencias es necesario asignar funciones, responsabilidad y autoridad para tomar decisiones y ejecutar acciones que conduzcan al control del escenario del suceso.
- **Coordinación de las administraciones:** debe existir una comunicación y coordinación eficaz de las diferentes administraciones que cooperan en la realización del plan.
- **Puesta en marcha:** para ello se debe hacer una buena identificación de la situación de riesgo y asegurarse de la buena elección del plan de emergencias. También se debe tener una buena coordinación de todos los medios y los dispositivos que participan en el desarrollo del plan de emergencias.

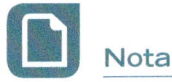

**Nota**

Para poner en marcha un plan de emergencias hay que asegurarse de que existe una buena coordinación entre todos los medios y los dispositivos que participan.

Existen diferentes tipos de situaciones en las que se debe activar el plan de emergencias, según lo establece el Real Decreto 524/2023. Estas son las siguientes:

- **Situación 0:** emergencias localizadas que pueden ser gestionadas con los medios y recursos disponibles en el área afectada, sin necesidad de movilización externa.
- **Situación 1:** emergencias que, aunque localizadas, requieren la intervención de medios y recursos adicionales ajenos al área afectada, o cuya complejidad demanda que el director del plan asuma la coordinación de la intervención.
- **Situación 2:** emergencias cuya gravedad, naturaleza o extensión del riesgo requieren la movilización de medios y recursos públicos y privados adicionales. En estos casos, es indispensable que el director del plan asuma la coordinación total de la respuesta.
- **Situación 3:** emergencias de gran magnitud en las que se pone en riesgo la vida de las personas, los bienes inmuebles o el medioambiente, o que afecten a varias comunidades autónomas. Estas situaciones requieren la dirección y coordinación a nivel nacional debido a su impacto o extensión.

## 4. Objetivos generales y específicos

El plan de emergencia persigue distintos tipos de objetivos, es decir, lo que se espera conseguir con las intervenciones que se realicen con su aplicación.

Los objetivos generales son establecer, organizar, estructurar e implementar procedimientos que permitan potenciar destrezas y desarrollar actividades que faciliten a los ciudadanos protegerse de desastres o amenazas colectivas que pueden poner en peligro su integridad, mediante acciones rápidas, coordinadas y confiables tendentes a desplazarse por y hasta lugares de menor riesgo (evacuación) y brindar una adecuada atención en salud.

Los objetivos específicos del plan de emergencias son:

- Identificar y evaluar los riesgos que puedan generar emergencias dentro y fuera de la organización.
- Comprobar el grado de riesgo y vulnerabilidad derivados de las posibles amenazas.
- Establecer medidas preventivas y de protección para los escenarios de riesgo que se han identificado.
- Dar orden y estructurar los recursos que la organización tiene, tanto humanos como físicos, para hacer frente a cualquier tipo de emergencias tanto humanas como físicas.
- Ofrecer las herramientas cognitivas y conductuales necesarias que permitan ejecutar los planes de acción de manera segura para las personas expuestas a peligros.
- Salvaguardar la vida e integridad de la comunidad de la organización.
- Preservar los bienes y activos de los daños que se puedan generar como consecuencia de accidentes y emergencias, teniendo en cuenta no solo lo económico, sino lo estratégico para la organización y la comunidad.
- Garantizar la continuidad de las actividades y servicios de la organización.
- Articular la respuesta interna con el Sistema Distrital de Prevención y Atención de Emergencias.
- Garantizar una mejor respuesta ante las emergencias que se generen.
- Disponer de un esquema de activación con una estructura organizacional ajustada a las necesidades de respuesta de las emergencias.

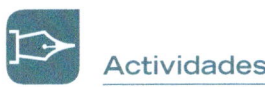

## Actividades

4. Realizar un esquema que resuma los objetivos generales y específicos del plan de actuación.

## 5. Alcance del plan. Estructura general de un plan de emergencias

El alcance del plan son los límites de la zona geográfica donde se va a aplicar el plan de emergencias. Dentro de estos límites se debe hacer un reconocimiento de los riesgos que hay en la zona y de este modo realizar el plan con las directrices que indiquen este tipo de riesgos.

Los límites de esta área de alcance van a ser variables, dependiendo del tipo de emergencia que se produzca, y en qué situaciones y en qué área geográfica se produzcan.

## Ejemplo

El plan de emergencias no será igual si es por un concierto de rock cerrado en un pabellón deportivo, que si es una manifestación o un conflicto bélico; tanto el área de actuación como la actuación en sí serán diferentes.

Se pueden distinguir por tanto diferentes áreas de actuación. Por un lado, en los planes de emergencias territoriales se pueden diferenciar planes que se llevan a cabo en un municipio, en una provincia y en toda la Comunidad Autónoma. Si el plan es especial, se puede dar el caso de que lleve una coordinación estatal, aunque la zona geográfica de alcance siga siendo un municipio.

En cuanto a la estructura general del plan de emergencias, hay que diferenciar el personal que dirige el plan, es decir, el director, personas que coordinan desde fuera el plan de emergencias, comunicadores, miembros de la administración, etc. Y, por otro lado, los que participan de forma física en el plan, encargados de llevar a cabo las actuaciones sobre el terreno, como son bomberos, miembros de Protección Civil, policías, sanitarios, etc.

Todos ellos se coordinan en un organigrama en el que se señalan las diferentes funciones de cada profesional, delimitando así las actuaciones y también las responsabilidades. No hay que olvidar que en la realización de un plan de emergencias cada profesional debe conocer a la perfección su papel o rol dentro del plan.

## 6. Organigrama jerárquico y funcional de un plan de emergencias

En la organización del personal que participa en el plan de emergencias hay que diferenciar la organización jerárquica y la organización funcional.

El organigrama jerárquico hace referencia al orden que debe seguirse en los mandos del plan, es decir, los diferentes eslabones de la cadena de mando. Esta será la encargada de la toma de decisiones, siendo el escalón superior y, por tanto, más importante el del director del plan. Se entiende por tanto, que las decisiones del director estarán por encima de las de los demás participantes en el plan, quedando la responsabilidad final en las decisiones del director. Para que todos los eslabones de la cadena funcionen es necesario que los participantes acaten las decisiones de forma comunitaria; si falla algún eslabón de la cadena esta se rompe y no se conseguirían los objetivos planteados en el plan.

Según se ve en el siguiente gráfico, la responsabilidad en la toma de decisiones va disminuyendo según desciende el organigrama. El responsable principal será el director del plan junto con su consejo asesor, que dará las indicaciones oportunas. El director coordina el resto del sistema mediante el Centro de Coordinación, también conocido por las siglas CECOP O CECOPI, que sirve de nexo de unión. Este se coordina a su vez con el Puesto de Mando Avanzado, que coordina el resto del sistema; es decir, los grupos que actúan sobre el terreno, bomberos, seguridad, sanitarios, logística, etc.

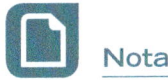

## Nota

El CECOP se considerará como Centro de Coordinación Operativa Integrado (CECOPI) cuando la emergencia sea declarada de interés nacional.

---

Este sería el organigrama jerárquico de un plan de emergencias.

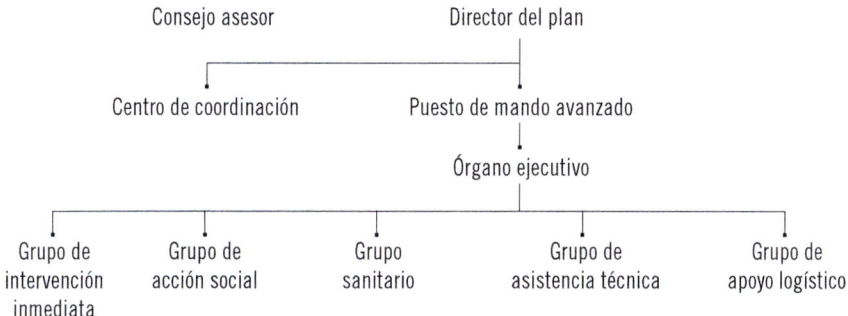

El organigrama funcional se refiere a las diferentes funciones que cada profesional tiene en el plan de emergencias.

## 6.1. Funciones y medios: órganos directivos, órganos asesores, órganos operativos y órganos de apoyo

En el organigrama funcional del plan de emergencias se distinguen diferentes niveles o grupo de profesionales. A continuación, se verá cada grupo junto con sus características y funciones.

### Órganos directivos

El órgano directivo lo forma el director del plan junto con el consejo asesor. El director del plan será asignado por cada Comunidad Autónoma y no recae siempre sobre la misma figura.

Sus funciones son activar y desactivar el plan de emergencias, coordinándose con el CECOP, y se encargan de elegir la estrategia a seguir. El consejo asesor se encarga de asegurar la protección de las personas, materiales y medioambiente.

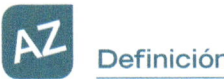 Definición

**Consejo asesor**
Son una serie de profesionales de diferentes ramas que aconsejan al director del plan de emergencias sobre las decisiones a tomar. Se trata de un equipo multidisciplinar, y todos los profesionales trabajan por un objetivo común.

Es también obligación del director del plan de emergencias establecer los lazos de comunicación con los demás niveles y con la población, y tomar decisiones en las situaciones imprevistas, asegurándose de que el plan se desarrolla con normalidad; es decir, tratar de garantizar la consecución de los objetivos planteados en el plan.

El órgano directivo es sobre el que recae
la responsabilidad del plan de emergencias

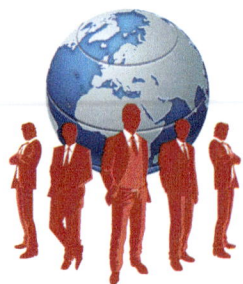

## Órganos asesores

Están formados por el consejo asesor, el CECOP y el puesto de mando avanzado. El consejo asesor está formado por profesionales de las diferentes administraciones y diputaciones, asignados por cada comunidad autónoma. Los diferentes municipios que participan en el plan deben tener participación en el consejo asesor, formando parte de sus miembros. Las funciones del consejo serán orientar al director sobre las consecuencias, recursos y acciones referidas al plan de emergencias, así como recomendarle los cambios oportunos en el plan, ya que este debe ser flexible.

El CECOP, es decir, el Centro de Coordinación, se encarga de organizar las diferentes operaciones y a los profesionales que participan. Trabaja coordinado con el órgano directivo y con el Puesto de Mando Avanzado. También se relaciona con la Administración central cuando esta lo dirige. Otra de sus funciones es informar sobre los riesgos meteorológicos, contaminantes, etc., para activar los mecanismos de alerta.

También sirve como centro receptor y emisor de las actuaciones y de gestión de todos los sistemas de información y base de datos necesarios.

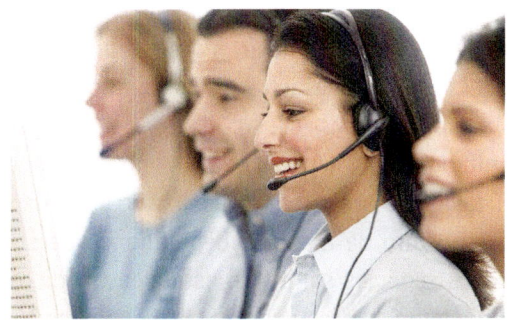

*Los teleoperadores son los encargados de la coordinación telefónica del plan de emergencias.*

El CECOP estará muchas veces situado en el Centro de Coordinación de Emergencias. Aquí se encontrarán todos los medios que permitan la comunicación con todos los grupos que participan en el plan de actuación y los directores del plan de emergencias.

Formando parte de este órgano, también participa en el Puesto de Mando Avanzado, que coordina en el lugar físico del desastre, dando las instrucciones que recibe del director del plan por medio del CECOP. Está formado por un grupo heterogéneo de profesionales ya que, además, son los encargados de coordinar los órganos operativos.

## Órganos operativos

En este órgano existen profesionales que actúan en todos los casos, como son policías, médicos o bomberos. Sin embargo, existen otros grupos que solo actúan en acontecimientos puntuales, como son Protección Civil, Cruz Roja o diferentes asociaciones que de forma rápida se pueden incluir en el proceso si fuese necesario. Hay que diferenciar por tanto diferentes profesionales:

- **El grupo de seguridad,** que estará formado por los grupos de Policía Local, Policía Nacional, Guardia Civil, etc. Estarán encargados de la seguridad de la población y la resolución de posibles conflictos que se produzcan en las situaciones caóticas.
- **El grupo de intervención,** que estará formado por el servicio de bomberos y grupos de rescate a montañeros o marítimos. Su función es reducir los focos de incendios, el rescate de personas que se ven en situación de riesgo en cualquier lugar, es decir, mar, montaña, sierra, etc., controlar los efectos del fuego del desastre y evitar cualquier riesgo que existiese sobre la población.
- **El grupo sanitario,** que se encargará de la protección y socorro de la población, aplicación de primeros auxilios, triaje y evaluación de los heridos y transporte al centro de atención dependiendo de su gravedad. Estará formado por los servicios sanitarios estatales (médicos, enfermeros, celadores, conductores de ambulancias, auxiliares, etc.) y por la Cruz Roja. Por tanto, también participan en el proceso todos los profesionales que, aparte de estar en la zona de la catástrofe, prestan sus servicios en los hospitales y centros regionales, donde se derivan los enfermos más graves.

 Nota

Hay un servicio de Protección de la Naturaleza (SEPRONA) perteneciente a una unidad de la Guardia Civil. Este grupo se encarga de la conservación de la naturaleza.

## Órganos de apoyo

Este grupo varía dependiendo del desastre que se produzca. Entre ellos destacan la Cruz Roja, los sistemas de extinción de incendios de carácter público, las urgencias del 112, las fuerzas militares del Estado, Protección Civil y diferentes organizaciones que pueden participar en el proceso. Los grupos de apoyo son los siguientes:

- **Grupo de apoyo técnico.** Son técnicos de Protección Civil, técnicos de medioambiente y técnicos especialistas en la emergencia que tiene lugar. Sus funciones van desde valorar la catástrofe a sus posibles efectos, y los procesos de rehabilitación que se tendrán que llevar a cabo tras el desastre.
- **Grupo de apoyo logístico.** Formado por voluntarios de Cruz Roja y Protección Civil. Sus funciones varían desde dar equipamientos y suministros, así como el transporte de personas o materiales a las diferentes aéreas de actuación, a la distribución de comidas y bebidas, proporcionando lugares de acogida de heridos y personas que han perdido sus hogares.

 Actividades

5. Enumerar todos los profesionales que intervienen en el plan de emergencias.

 Aplicación práctica

**Imagine que se ha producido un incendio forestal en el Parque Nacional de Doñana (Huelva). Este es un parque protegido, que tiene gran cantidad de especies tanto de flora como de fauna, y el incendio tiene un alcance importante que puede afectar a poblaciones. Diseñe su propio organigrama del plan de emergencias, teniendo en cuenta los profesionales que, dadas las características que se han señalado antes, participarán en él.**

Continúa en página siguiente >>

<< Viene de página anterior

## SOLUCIÓN

El organigrama sería el siguiente:

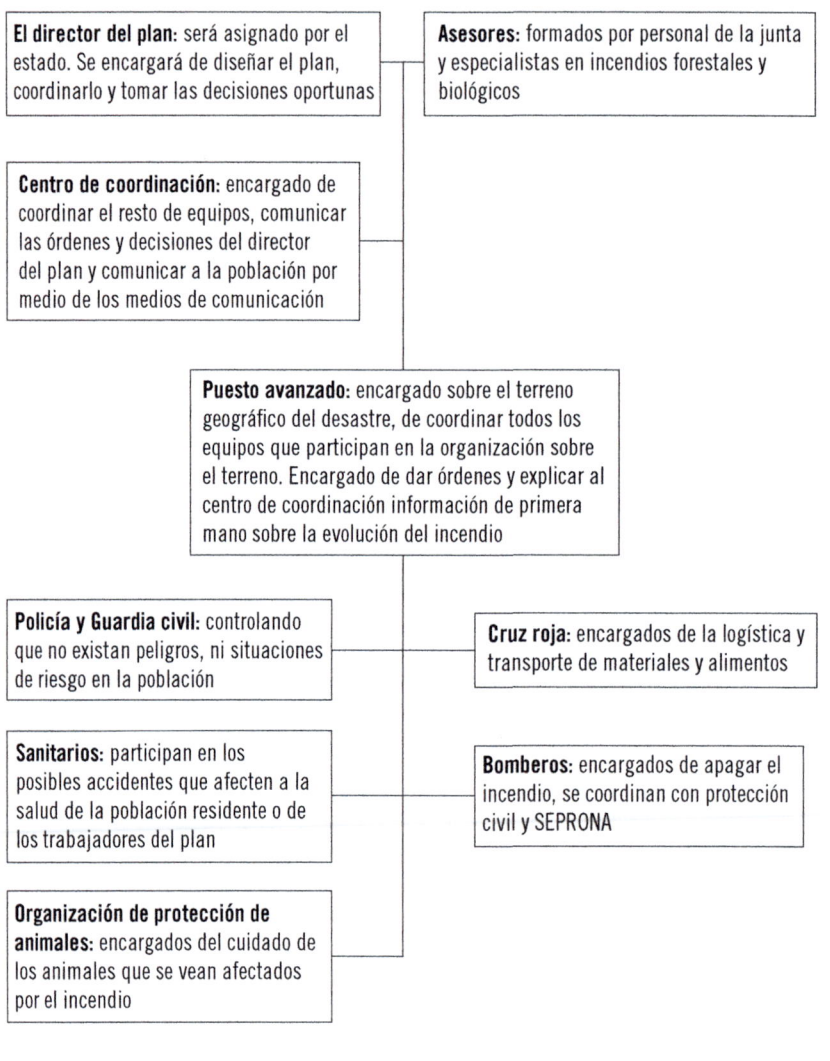

**El director del plan:** será asignado por el estado. Se encargará de diseñar el plan, coordinarlo y tomar las decisiones oportunas

**Asesores:** formados por personal de la junta y especialistas en incendios forestales y biológicos

**Centro de coordinación:** encargado de coordinar el resto de equipos, comunicar las órdenes y decisiones del director del plan y comunicar a la población por medio de los medios de comunicación

**Puesto avanzado:** encargado sobre el terreno geográfico del desastre, de coordinar todos los equipos que participan en la organización sobre el terreno. Encargado de dar órdenes y explicar al centro de coordinación información de primera mano sobre la evolución del incendio

**Policía y Guardia civil:** controlando que no existan peligros, ni situaciones de riesgo en la población

**Cruz roja:** encargados de la logística y transporte de materiales y alimentos

**Sanitarios:** participan en los posibles accidentes que afecten a la salud de la población residente o de los trabajadores del plan

**Bomberos:** encargados de apagar el incendio, se coordinan con protección civil y SEPRONA

**Organización de protección de animales:** encargados del cuidado de los animales que se vean afectados por el incendio

## 7. Conceptos relacionados con la delimitación de la vulnerabilidad

Para poder comprender los diferentes factores que afectan a la vulnerabilidad de la población, es necesario definir y explicar los diferentes conceptos que se asocian a una situación de riesgo, como son el riesgo, el daño, la vulnerabilidad, la desmultiplicación y la rehabilitación.

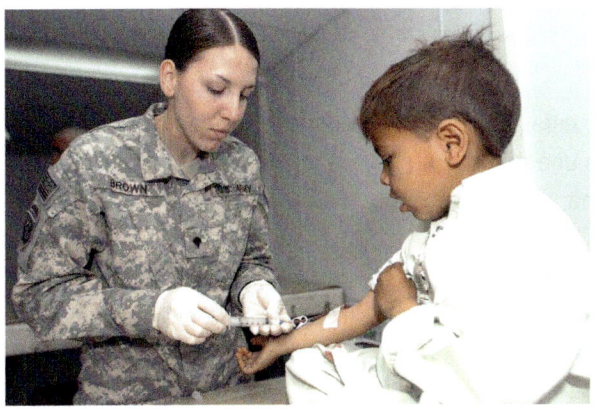

*La vulnerabilidad de la población se hace evidente sobre todo en épocas de guerra.*

### 7.1. Riesgo

Cuando en un proceso existe la posibilidad de que haya una alteración respecto de los resultados, se debe entender que existe un riesgo.

El riesgo se relaciona de forma irremediable con la vulnerabilidad, es decir, los riesgos hacen vulnerables a las personas:

Riesgo = Amenaza x Vulnerabilidad

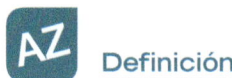 **Definición**

**Riesgo**
Variación que se puede producir en los resultados esperados de una situación dada, dentro de un periodo determinado.

Es decir, esta fórmula expresa matemáticamente que si se está ante la presencia de una amenaza (peligro) y surge la vulnerabilidad humana asociada ante la misma, entonces existe un riesgo.

El concepto de amenaza hace mención a la probabilidad de ocurrencia de un suceso potencialmente desastroso durante cierto periodo de tiempo en un sitio dado. Las amenazas pueden tener diferentes orígenes:

- **Amenazas naturales:** provocadas por fenómenos de la naturaleza. En su mayoría no interviene la mano del hombre. Se pueden diferenciar entre amenazas geológicas (terremotos, tsunamis, volcanes, deslizamientos, etc.) e hidrometeorológicas (huracanes, tormentas tropicales, inundaciones, sequías, etc.).
- **Amenazas antropogénicas o tecnológicas:** el desastre tecnológico se define como una situación derivada de un accidente en el que se involucran sustancias químicas peligrosas o equipos peligrosos; que causa daños al ambiente, a la salud, al componente socioeconómico y a la infraestructura productiva de una nación o bien de un sistema, siendo estos daños de tal magnitud que excedan de la capacidad de respuesta del componente afectado. Son los accidentes nucleares, incendios, deforestación, contaminación, etc.

Las amenazas no actúan de forma individual, es decir, puede que comenzase siendo una amenaza natural y terminase siendo una amenaza antropogénica.

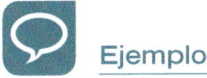

## Ejemplo

El terremoto que sacudió Japón en 2011 fue una amenaza natural, al igual que el tsunami que se produjo de forma secundaria. Sin embargo, el desastre afectó a la central nuclear de Fukushima, lo que se podría definir como una amenaza antropogénica.

Una amenaza natural no se puede controlar al mismo nivel que una que procede de actividades humanas. Así, no se puede evitar un terremoto, pero sí la contaminación de una empresa que derrama sustancias en el agua de un río. El terremoto es un proceso inevitable, sin embargo, la empresa que derrama vertidos sí es una amenaza evitable.

Para poder evaluar una amenaza es necesario cuantificar la probabilidad de que se presente un evento de una u otra intensidad durante un periodo de exposición. Sería necesario contar con la información, lo más completa posible, acerca del numero de eventos que han ocurrido en el pasado y acerca de la intensidad que tuvieron los mismos.

Es importante diferenciar entre un "evento posible" y un "evento probable", puesto que el primero se refiere a un fenómeno que puede suceder, mientras el segundo se refiere a un fenómeno esperado, debido a que existen razones o argumentos técnicos o científicos para creer que ocurrirá o se verificará en un tiempo determinado.

Este tipo de evaluación es realizada por instituciones técnicas y científicas relacionadas con campos afines a la geología, la hidrología y los procesos tecnológicos, las cuales de acuerdo con los estudios, que varían desde las estimaciones hasta análisis detallados, plasman en mapas de diferentes escalas la cuantificación de la amenaza y llevan a cabo una zonificación en la cual, mediante un proceso de determinación de la misma en varios sitios, se delimitan aéreas homogéneas o zonas de amenaza constante. A este tipo de cartografía se le conoce como mapas de amenaza, los cuales son un instrumento para la planificación física y territorial.

Al igual que la amenaza, el riesgo también puede plasmarse en mapas. Estos mapas pueden ser, dependiendo de la naturaleza de la amenaza, probabilísticos y determinísticos.

En este último caso, los mapas de riesgo representan un "escenario", o sea, la distribución espacial de los efectos potenciales que puede causar un evento de una intensidad definida sobre un área geográfica, de acuerdo con el grado de vulnerabilidad de los elementos que componen el medio expuesto.

A través de estos procesos de evaluación, además de formar los mapas de amenaza y riesgo, se pueden obtener otras conclusiones como son los riesgos reales en una zona geográfica determinada. A nivel social, también se obtendrá información sobre las características económicas, de infraestructura, sociales y culturales de la población, y con ello se podrán conocer los medios de los que se dispone para actuar, el daño que el evento puede hacer en la sociedad y sobre edificios y obra pública.

 Actividades

6. Enumerar cinco tipos de amenazas naturales y cinco amenazas antropogénicas.

## 7.2. Daño

El daño que causa una catástrofe o desastre es muy difícil de cuantificar. A cada país o comunidad puede afectar un desastre de forma distinta, y dependerá del poder económico de cada población y de los avances en el campo de prevención de riesgos. No es lo mismo un terremoto en un país subdesarrollado que otro en Japón, cuyas estructuras están adaptadas a este tipo de desastres, y económicamente tienen más medios para actuar.

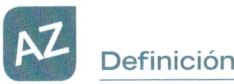 Definición

**Daño en una catástrofe o desastre**
Son las consecuencias producidas por los fenómenos asociados a los mismos sobre la población, bienes o medioambiente.

Los desastres no solo producen daños fácilmente perceptibles, como los ocasionados en la ocurrencia de terremotos, tormentas e inundaciones. También desatan consecuencias que se desarrollan lentamente o se manifiestan mucho tiempo después de ocurrido el desastre, como, por ejemplo, la destrucción de cultivos por la aparición de plagas a raíz del suceso o el desabastecimiento de productos esenciales varios meses después de la catástrofe. Existen diferentes tipos de daños:

- **Daños directos.** Son todos aquellos sufridos por los activos inmovilizados y en las existencias (tanto de bienes finales como de bienes en proceso, materias primas, materiales y repuestos). Se trata, en esencia, de perjuicios que se produjeron durante el lapso mismo en que ocurrió el suceso.
- **Daños indirectos.** Se refieren básicamente a los flujos de bienes que se dejan de producir o de servicios que se dejan de prestar durante un lapso de tiempo que se inicia apenas sucede el desastre y puede prolongarse durante el proceso de rehabilitación y reconstrucción que, convencionalmente, se ha establecido con un horizonte máximo de cinco años, aunque las mayores pérdidas ocurren durante los dos primeros.
- **Efectos secundarios.** Los efectos secundarios denotan la incidencia del desastre sobre el comportamiento de las principales variables macroeconómicas. Su medición es complementaria a la de los daños directos e indirectos, ya que se realiza desde una óptica diferente. Por consiguiente, estos últimos efectos reflejan las repercusiones de los daños directos e indirectos, por lo que no deben agregarse a ellos.

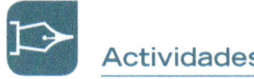

## Actividades

7. Poner un ejemplo sobre daño directo, indirecto y efecto secundario.

## 7.3. Vulnerabilidad

El concepto de vulnerabilidad, dada su complejidad, se puede completar desde varias visiones, así Chambers lo define como:

*La exposición a contingencias y tensión, y la dificultad para afrontarlas. La vulnerabilidad tiene por tanto dos partes: una parte externa, de los riesgos, convulsiones y presión a la cual está sujeto un individuo o familia; y una parte interna, que es la indefensión, esto es, una falta de medios para afrontar la situación sin pérdidas perjudiciales.*

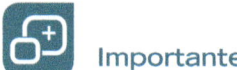

## Importante

Pérez de Armiño señala que la vulnerabilidad es el nivel de riesgo que afronta una familia o individuo a perder la vida, sus bienes y propiedades y su sistema de sustento ante una posible catástrofe, y guarda también correspondencia con el grado de dificultad para recuperarse del suceso.

En resumen, la vulnerabilidad sería sinónimo de la debilidad que una población tiene ante una catástrofe o desastre, ya sea natural o por actividades humanas. La vulnerabilidad se caracteriza por ser directamente proporcional al riesgo e inversamente proporcional a sus estrategias de afrontamiento. Es decir, un alto riesgo o la falta de estrategias dan lugar a la vulnerabilidad.

> Desastre = Vulnerabilidad + Desastre - Estrategias de afrontamiento

Los componentes de la vulnerabilidad son varios:

- **Exposición física al riesgo de catástrofes:** el riesgo de verse atrapado en una situación catastrófica dependerá del lugar de residencia (cerca de un volcán, zonas de deslizamientos, zonas de sequía, etc.), las condiciones medioambientales de la zona, la calidad de construcción de las casas, etc. Serán siempre los sectores más desfavorecidos los más afectados en estos casos de riesgo.
- **Falta de capacidades y acceso a los recursos:**

  - Pobreza.
  - Inseguridad del sistema.
  - Indefensión o desprotección personal: como son la falta de capacidades, físicas, intelectuales, sociológicas, etc., que lleven a esa indefensión.
  - Indefensión o desprotección social por debilidad de la red social o económica de la población.

El análisis de la vulnerabilidad se realiza siguiendo varios factores. Este se debe realizar por un grupo heterogéneo de profesionales, dado que se deben reflejar diferentes factores a tener en cuenta:

- Seleccionar un desastre potencial y asignarle características. Observar cuáles son las áreas más propensas y valorar los posibles efectos, frecuencia y magnitud del desastre.
- Identificar componentes físicos y servicios auxiliares del sistema, en el que se tendrán que definir todos los componentes físicos de los sistemas. Se dividirán para ver cuáles son los más vulnerables.
- Determinar los efectos del desastre sobre el sistema. Se deben estudiar los efectos que habrá sobre las estructuras, los servicios y los diferentes riesgos que conlleva un desastre como incendios, derrumbamientos, etc.
- Estimar la demanda de servicios. Hay que valorar cómo aumentará la demanda de determinados productos o servicios cuando ocurre algún

tipo de catástrofe; por ejemplo, si hay sequía, aumentará el consumo de agua embalsada.

- Determinar la capacidad del sistema para satisfacer la demanda.
- Determinar los componentes críticos y vulnerables. Los componentes críticos son aquellos cuya interrupción afecta al sistema en general. Los componentes vulnerables son los que tienen mayor probabilidad de dañarse.
- Ampliar otros tipos de desastre.
- Consolidar la información en una evaluación final.

Una vez se ha realizado el análisis de la vulnerabilidad se necesita una estrategia de actuación ante esta. Las primeras medidas irían dirigidas a mejorar las estructuras de protección, como diques, cortafuegos, mejora de las presas, etc. Tras esto, se debería recurrir a una revisión del plan, mejorando la respuesta a las emergencias, realizando estudios sobre los riesgos, aumentando la previsión ante catástrofes y, finalmente, hacer entender que las inversiones en este campo a nivel económico son imprescindibles para la mejora de las medidas de protección de una comunidad.

 **Actividades**

8. Señalar la diferencia entre vulnerabilidad y riesgo.

## 7.4. Demultiplicación

Para llevar a cabo la demultiplicación son necesarios determinados impulsos organizativos, es decir, las diferentes actividades que se desarrollan después de cada crisis y que son llevadas a cabo por diferentes grupos de profesionales y recursos materiales. Cada impulso debe ser independiente en su desarrollo, pero coordinado con los demás por un fin común.

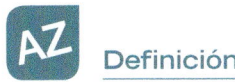 **Definición**

**Demultiplicación**
Conjunto de procedimientos organizativos que proyectados de manera secuencial sobre una situación caótica absorben desorganización y reorientan una crisis hacia la rehabilitación.

Existen diferentes actividades que se van a llevar a cabo, tanto en un primer momento, tras el desastre, como después, dando la base a un ejercicio de rehabilitación; estas son:

- Delimitar el área.
- Control de los accesos y las evacuaciones.
- Organización para el reparto de comida, agua, medicamentos, etc., que sean imprescindibles para la población, así como lugares habilitados para dormir.
- Limpieza de las diferentes zonas, para evitar la contaminación y las posibles infecciones por suciedad.
- Restablecimiento de los servicios básicos, como la electricidad, reconstrucción de edificios, agua potable, comunicaciones, etc.

El proceso de demultiplicación se hace imprescindible sobre todo en lugares en los que no existen medios o recursos para reaccionar ante catástrofes. Si no se puede prever una catástrofe por falta de medios y no se ponen en pie sistemas para disminuir la vulnerabilidad de una comunidad, cabe esperar que el daño sea mayor que en otra sociedad con otras medidas de protección previamente asumidas.

## 7.5. Rehabilitación

La rehabilitación será un proceso necesario cuando una población sufra un desastre, tanto natural como por conflictos armados o catástrofes producidas por la mano del hombre. El aumento de los afectados junto con las calamidades naturales que normalmente van unidas a los desastres son problemas que derivan en una desvertebración económica y política, produciendo refugiados, en el caso de conflictos bélicos, o desplazados, en casos de daños en bienes inmuebles. Estos hechos han dado lugar a un incremento de la atención hacia los procesos de rehabilitación, tanto en círculos académicos como entre los gobiernos.

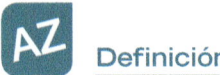 **Definición**

**Rehabilitación**
Es un proceso de reconstrucción y reforma después de un desastre. Su cometido consiste en sentar las bases que permitan el desarrollo, aprovechando la experiencia y resultados del trabajo de emergencia previamente realizado.

Existen dos tipos diferentes de rehabilitación: temporal o permanente. Si se rehabilita una zona para su uso a corto plazo con el fin de cubrir solamente las necesidades básicas de la población, esta sería temporal. Se considera rehabilitación permanente cuando las medidas que se aplican buscan el restablecimiento de todas las infraestructuras y servicios, para que la zona llegue a un estado de normalidad completo.

La rehabilitación puede comprender medidas para afrontar los futuros desastres similares y la prevención y mitigación de los efectos, así como hacer frente a las consecuencias para el medioambiente.

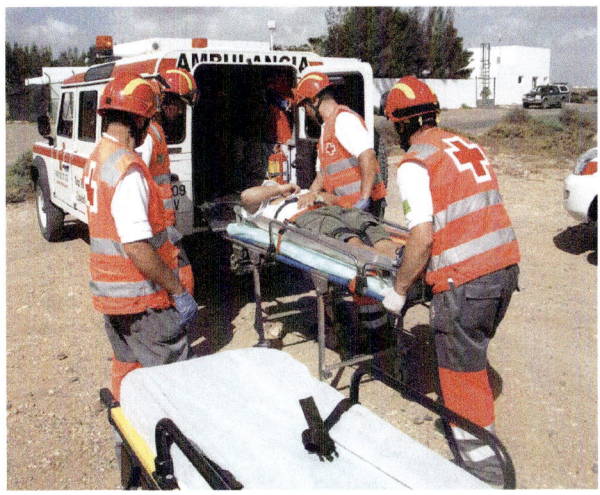

*Los voluntarios de Cruz Roja son muy numerosos y actúan en multitud de hechos, no solo en emergencias, ya que tienen una amplia labor social.*

El fin del esfuerzo de la rehabilitación es asistir a la reparación de la infraestructura de servicios para asegurar los aspectos esenciales y protección de la población, garantizando además la normalización de las actividades económicas. Para ello, el plan de rehabilitación llevará a cabo las siguientes actividades:

1. La reapertura de caminos y comunicaciones.
2. La reparación de sistemas de agua potable y saneamiento, electricidad, etc.
3. La concesión de ayudas para la rehabilitación de fuentes de empleo para los pequeños empresarios y pequeños propietarios.
4. La reparación de la infraestructura y los bienes inmuebles.
5. Dar prioridad a las necesidades de los grupos demográficos más débiles.
6. Fomentar la recuperación psicológica y social de la población.
7. La rehabilitación de los servicios públicos, como comunicación, sanidad y educación.

La duración del proceso de rehabilitación será variable, ya que depende de diferentes factores, como la gravedad que haya tenido el acontecimiento, el tiempo de duración del mismo, lo preparada que estuviese la población para el acontecimiento y la capacidad de respuestas de los medios de actuación. Por ello, el proceso puede durar meses e incluso muchos años.

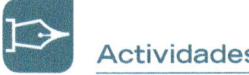

## Actividades

9. Diferenciar entre el concepto de rehabilitación y el de demultiplicación.

## 7.6. Aplicación práctica sobre rehabilitación y demultiplicación

Se ha producido un deslizamiento de ladera con fango en un pequeño pueblo de Ecuador, en Sudamérica. Existen muchas casas sepultadas y personas desaparecidas. Todos los servicios que había han dejado de funcionar.

La actuación de los profesionales en los procesos de rehabilitación y demultiplicación es la siguiente:

- Demultiplicación. En un primer momento hay que poner en proceso de evacuación a todas las personas que no ayuden en los procesos de búsqueda y estén sanas. Los heridos se trasladarán a los centros sanitarios. Las personas evacuadas se trasladarán lo suficientemente lejos como para que no sufran más riesgos. Será aquí donde se les dará agua, comida y ropa seca, ya que con el fango deberán estar sucios y mojados. Será imprescindible evitar la contaminación e infecciones que se pueden dar por efecto de las aguas acumuladas y la rotura de tuberías y desagües. Para el proceso de evacuación y la llegada de ayuda, se deberían limpiar todas las carreteras y accesos, para así facilitar el desarrollo del plan. Dado el grado de pobreza de esta población, la ayuda de los propios ciudadanos es muy importante, así como el apoyo de las ONG, para favorecer el proceso de demultiplicación en esta zona.
- Rehabilitación. Lo más importante del proceso de rehabilitación sería en primer lugar el arreglo de los accesos, ya que en un alud de fango la mayoría de las carteras y vías de tren estarán destruidas, y son impres-

cindibles para la llegada de ayuda, comida, agua, ropa y materiales de construcción. Las casas deben ser también reconstruidas y todas las personas que han sido evacuadas deben volver a sus hogares, para recuperar la normalidad en sus vidas. Así como las carreteras, los postes de la luz y teléfono también deberán ser arreglados, para poder mantener el sistema de luz y teléfono. Serán las personas que tienen menos recursos económicos las que reciban más rápido las ayudas.

Lea atentamente las actuaciones que se han llevado a cabo e identifique qué actividades no se han realizado en los dos procesos y que son importantes.

### Solución

En el proceso de demultiplicación no se han restablecido los servicios sanitarios, de electricidad, agua potable, teléfono, etc.; y tampoco se ha delimitado el área.

En el proceso de rehabilitación, no se han tenido en cuenta los daños psicológicos de la población, y tampoco se han tomado medidas para ayudar a la infraestructura de la zona, con concesiones de ayudas a los empresarios.

## 8. Resumen

En cada comunidad o país existen diferentes tipos de riesgo que pueden afectar al bienestar de las personas, bienes y medioambiente. Por ello, es imprescindible el estudio de los riesgos y el diseño de diferentes planes, dependiendo del riesgo, para prevenirlos, evitarlos y, en caso de que ocurran, que el daño sea el menor posible sobre la población.

Para la realización de estos planes de riesgo se deben tener en cuenta diferentes factores, como son la zona geográfica, los medios y personal del que se dispone, las infraestructuras de cada zona y el número de personas y características que lo forman.

La jerarquía de un plan de riesgo es siempre la misma. Estará coordinado por un director, con el que colabora un grupo de asesores que se organizan con el Centro de Coordinación y este, por medio de los mandos superiores, armoniza el trabajo de policías, sanitarios, bomberos, asociaciones colaboradoras, etc.

Todo este plan se organiza para actuar ante los riesgos, y estos se ven relacionados por las amenazas y el factor de vulnerabilidad de la población; es decir, la probabilidad que tiene una comunidad de sufrir una situación de riesgo con el consabido daño que esto provocaría. Para actuar ante estas catástrofes hay varios conceptos a tener en cuenta, como son la demultiplicación, con lo que se conseguirá una mejor organización del plan, y el proceso de rehabilitación, con el que se intentará que la población vuelva poco a poco a la normalidad.

Ejercicios de repaso y autoevaluación

1. **Indique la afirmación incorrecta respecto a los planes de emergencias:**

   a. Existen leyes específicas para cada comunidad autónoma.
   b. Deben ser inflexibles.
   c. El proceso debe ser también preventivo.
   d. Permite la movilización de recursos humanos y materiales.

2. **Indique si las siguientes afirmaciones son verdaderas o falsas:**

   a. El plan de emergencias territorial abarca los límites geográficos de cada comunidad autónoma.

   ☐ Verdadero
   ☐ Falso

   b. La dirección de un plan de emergencias territorial nunca pasa al Estado.

   ☐ Verdadero
   ☐ Falso

   c. Se debe definir un objetivo y el alcance de la situación.

   ☐ Verdadero
   ☐ Falso

   d. No es necesario definir la figura del director del plan.

   ☐ Verdadero
   ☐ Falso

3. **Con respecto a los planes de emergencias especiales...**

   a. ... se distinguen los planes básicos y primarios.
   b. ... los planes básicos no dependen del Estado.
   c. ... los conflictos bélicos son planes básicos.
   d. ... en la planificación no se tiene en cuenta la prevención.

**4. ¿Cuál de estos casos no necesita un tratamiento de plan especial?**

    a. Volcanes.
    b. Seísmos.
    c. Emergencia nuclear.
    d. Inundaciones.

**5. Complete con las palabras que faltan:**

Los planes de emergencias territoriales son los que se elaboran para hacer frente a las _____ generales que se puedan presentar en cada ámbito territorial de una _____ y de ámbito inferior. Abarca los límites _____ de cada comunidad autónoma.

Los planes de emergencias especiales se realizan para actuar frente a situaciones de riesgo _____ y que requieren una actuación específica. Los planes especiales se elaboran para hacer frente a los riesgos _____, cuya naturaleza requiera una metodología _____ adecuada para cada uno de ellos.

**6. ¿Qué tipo de emergencia es aquella en la que se exige que el director del plan asuma la coordinación de la intervención?**

    a. Situación 1.
    b. Situación 0.
    c. Situación 2.
    d. Situación 3.

7. **Complete el siguiente esquema:**

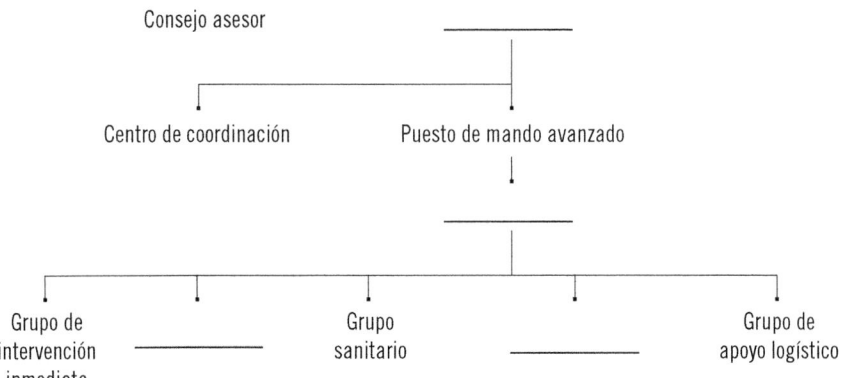

8. **¿Cuál de los siguientes cuerpos profesionales no pertenece al órgano operativo?**

    a. Bomberos.
    b. Médicos.
    c. Policías.
    d. Militares del Estado.

9. **¿Quién se encarga de la coordinación de las diferentes operaciones y profesionales que actúan en el plan de emergencias?**

    a. El director del plan.
    b. El CECOP.
    c. Los asesores.
    d. El puesto de mando avanzado.

10. **¿Cuál de las siguientes catástrofes no es una amenaza natural?**

    a. Tsunamis.
    b. Vertido de petróleo.
    c. Terremotos.
    d. Volcanes.

**11. ¿Qué tipo de daño afecta al flujo de bienes que se deja de producir en un tiempo?**

    a. Daño indirecto.
    b. Efecto secundario.
    c. Daño directo.
    d. Todas las opciones son incorrectas.

**12. ¿Cuál no es un componente de la vulnerabilidad?**

    a. Pobreza.
    b. Indefensión.
    c. Protección social.
    d. Inseguridad del sistema.

**13. De las siguientes afirmaciones, ¿cuál no se corresponde con el concepto de rehabilitación?**

    a. Dar prioridad a los grupos demográficos fuertes.
    b. Reparación de agua potable y saneamiento.
    c. Reapertura de caminos.
    d. Fomentar la recuperación psicológica de la población.

**14. Relacione los siguientes elementos.**

    a. Daño.
    b. Vulnerabilidad.
    c. Rehabilitación.

    __ Proceso de reconstrucción y reforma después de un desastre.
    __ Riesgo que tiene un individuo o familia de perder la vida o bienes en una catástrofe.
    __ Consecuencias producidas por una catástrofe o desastre.

**15. ¿Cuál de las siguientes frases sobre la demultiplicación es falsa?**

    a. Se debe delimitar el área.
    b. Se debe evitar la contaminación.
    c. Las actividades no se deben llevar a cabo tras el desastre.
    d. Todas las opciones son correctas.

Capítulo 2

# Elaboración del mapa de riesgos

# Contenido

# 1. Introducción

A lo largo de la historia, el ser humano ha usado los mapas para orientarse en diferentes situaciones. La elaboración de mapas de riesgo es una forma de indicar los riesgos de una población. Las diferentes sociedades se enfrentan a distintos tipos de riesgos. Dependiendo de la geografía, infraestructura, características climatológicas de la zona, etc., existen unos riesgos u otros, que hay que conocer cuando se actúa en una emergencia.

En el estudio de los riesgos que pueden afectar a una población se han usado los mapas como medio para indicar la situación, el riesgo en sí y los medios de los que se dispone a la hora de actuar.

Tan importante como la elaboración del mapa de riesgos es saber leerlos, y para ello se deben tener ciertas nociones de cartografía, orientación y conocimiento de los diferentes signos y símbolos que en ellos aparecen.

Por tanto, el objetivo de este capítulo es conocer la elaboración del mapa, la clasificación de los riesgos, localización en el mapa y catalogación de los recursos de que se dispone.

# 2. Tipificación de los riesgos

El riesgo, como ya se ha visto anteriormente, es la alteración de los resultados de una situación determinada y en un tiempo determinado. El riesgo puede tener diferentes efectos, tanto económicos como personales, medioambientales, etc.

Los resultados se verán aumentados dependiendo de la envergadura del desastre, el tiempo de duración y de lo imprevisible que sea el hecho en sí.

Hay que diferenciar tres tipos de riesgo: los de origen natural, los de origen humano o tecnológico y los de origen social. Estos se describen a continuación.

## 2.1. Riesgos de origen natural

Un desastre de origen natural es un acontecimiento producido por fenómenos naturales que causan daños en personas y sus bienes, en un espacio geográfico determinado y por un tiempo determinado.

Se hablaría del término catástrofe cuando la zona, región o país no puede superar la situación de emergencia sin ayuda externa, se producen muchas víctimas, se pierden muchos hogares y se producen pérdidas económicas muy amplias. No se hablaría de catástrofe en el caso de pequeños desastres que ocurren de forma repentina en una zona, pero que con el tiempo han producido daños en la región.

### Ejemplo

Los desastres de origen natural no son lo mismo que los desastres naturales; una inundación por sí misma es un proceso natural, es decir, no es un desastre natural, pero puede llegar a serlo si afecta a bienes o personas. En ese caso, la inundación habría provocado un desastre de origen natural.

La clasificación de los riesgos naturales es la siguiente:

- **Meteorológicos o climáticos:** se debe a factores climáticos (atmósfera) o a la concurrencia de factores climáticos y geológicos. Estos riesgos son muy variados y pueden ser muy dañinos para una zona. Entre ellos destacan: ciclones, inundaciones, sequías, olas de frío y heladas, olas de calor, temporales de viento, tornados y nevadas. Dependerá de la zona geográfica la probabilidad de que ocurran; por ejemplo, es difícil que tenga lugar un ciclón tropical en España, al igual que es difícil que caiga una nevada en un desierto de México.
- **Geofísicos:** se relacionan este tipo de desastres con alteraciones geológicas. Las más relevantes son: terremotos, volcanes, deslizamientos del

terreno, aludes y problemas relacionados con las costas, especialmente con el hundimiento de la costa y la erosión.

- **Biológicos:** relacionados con alteraciones biológicas, sobre todo del mundo de la microbiología y la fauna, como son las plagas, las pestes y las epidemias.
- **Químicos:** están relacionados con sustancias químicas secundarias a procesos como incendios o volcanes. Los riesgos serían el polvo, vapores, líquidos y disolventes.

  En las erupciones volcánicas, los flujos piroclásticos pueden ser letales debido a su movimiento veloz y altas temperaturas, pudiendo quemar estructuras humanas y la vegetación.
- **Mixtos:** los riesgos no tiene un solo origen o un solo efecto; un incendio, por ejemplo, se puede producir por una gran sequía y, a su vez, provocar riesgos por vapores y sustancias volátiles.

Los riesgos naturales tienen diferentes efectos o consecuencias:

- **Directos:** daños sobre personas, bienes, agricultura y ganadería e infraestructuras.
- **Indirectos:** daños sobre la economía, servicios, psicológicos, etc.

 **Actividades**

1. Realizar un esquema con los principales riesgos biológicos intentando poner algún ejemplo real de ellos.

## 2.2. Riesgos de origen humano y tecnológico

Los riesgos de origen humano y tecnológico son aquellos que derivan o se asocian con la actividad humana.

El hombre ha avanzado mucho en el campo de la tecnología durante los últimos siglos. Esto avances han hecho que su vida sea mucho más fácil, pero, a su vez, desde el inicio del periodo industrial estas nuevas actividades han sido muy poco respetuosas con el medioambiente ya que no se crearon sistemas de prevención de riesgos hasta hace relativamente poco tiempo.

A diferencia de los riesgos biológicos, que en realidad no se pueden controlar, los riesgos de origen humano o tecnológico pueden ser controlados, gracias a que las empresas deben tener acciones de prevención; aunque determinados desastres en el campo tecnológico también son imprevisibles.

Los principales riesgos de origen humano son:

■ **Químicos:** entre los que se encuentran el fuego, la corrosión, la toxicidad, reacciones químicas en general, etc. Se producen por diferentes procesos:

   ▪ Mecánicos: ondas a presión o proyectiles.
   ▪ Térmicos: radiación térmica generada por incendios.
   ▪ Químicos: fugas o vertidos incontrolados de sustancias contaminantes y toxicas.
   ▪ Explosiones: con expulsión de vapores o sustancias químicas.

**Símbolo de riesgo nuclear que indica que en una zona hay peligro de radioactividad**

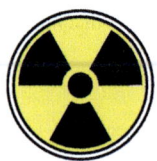

■ **Nucleares:** como son las explosiones nucleares, las radiaciones ionizantes y las radiaciones en general.
Las radiaciones ionizantes son aquellas con energía suficiente para ionizar la materia, extrayendo los electrones de sus estados ligados al átomo.

- **Antrópicos:** se basan en riesgos que pueden aparecer en actos sociales y situaciones que pueden perjudicar al ser humano, por ejemplo:

  - Riesgos del transporte: como son los accidentes de ferrocarril, de carretera, aéreos y marítimos.
  - Riesgos sanitarios: por plagas o epidemias, como infecciones por parásitos o por contaminación alimentaria *(salmonella).*
  - Riesgos en los suministros de agua, comunicaciones, etc.
  - Riesgos por grandes concentraciones de personas en recintos abiertos o cerrados: macroconciertos, ferias, romerías, etc.
  - Riesgos por falta de aporte de alimentos, medicamentos, etc.
  - Desplazamientos masivos: los conflictos, el cambio climático y las crisis económicas están generando un aumento en los desplazamientos masivos de población, lo que plantea desafíos logísticos, humanitarios y de seguridad que requieren una atención y planificación específica.
  - Riesgos por falta de aporte de alimentos, medicamentos, etc.: especialmente en situaciones de crisis prolongadas o catástrofes que afectan a la cadena de suministro.

Existe gran cantidad de riesgos que pueden afectar a la calidad de vida de las personas. Gracias a los estudios que se realizan sobre los factores de riesgo se pueden crear programas de prevención, evitando que estos factores de riesgo se conviertan en una amenaza y a su vez en un desastre real. De esta forma, si se conocen los factores de riesgo y las amenazas se podrá saber el origen del desastre y actuar de forma apropiada ante estos accidentes.

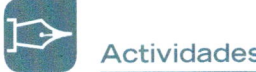

## Actividades

2. Realizar un esquema de los principales riesgos biológicos, tecnológicos y sociales. Poner ejemplos reales de cada uno.

# 3. Valoración del riesgo

A medida que las naciones han ido evolucionando, satisfacer las necesidades de la población también ha significado estar sometidos a más riesgos que pueden transformarse en catástrofes. A pesar del aumento de los conocimientos en ciencias y tecnología, existe un incremento importante de sufrir accidentes en toda la población. Las respuestas eficaces se suelen producir cuando ya ha tenido lugar el accidente; es decir, se sabe actuar cuando ya ha ocurrido el hecho. Por ello, es imprescindible la valoración del riesgo, porque lo más importante para evitar el daño de una catástrofe es la prevención.

## 3.1. Índice de riesgo

El índice de riesgo es un instrumento que permite medir el riesgo que tiene la sociedad de sufrir una catástrofe o desastre.

Este índice es global, es decir, mide los riesgos que existen en diferentes países y diferentes zonas. Calcula además la vulnerabilidad de la población en estos tipos de circunstancias, indica el número de muertes que hay en un desastre con unos datos determinados e identifica los factores de desarrollo relacionados con el riesgo.

Este índice se relaciona siempre con otros factores como son la vulnerabilidad y la amenaza. Esta relación se ve en la siguiente fórmula:

$$\text{Riesgo} = \text{Vulnerabilidad} \times \text{Amenaza}$$

Esta fórmula indica matemáticamente que si se está ante una amenaza (peligro) y surge la vulnerabilidad (humana), entonces existe el riesgo. Además, también indica que si aumenta la vulnerabilidad o la amenaza, o ambas, aumenta el riesgo; es decir, aumentará el índice de riesgo ya que con esta fórmula se está midiendo el nivel de riesgo que puede surgir.

Para la valoración de la vulnerabilidad de una población se deben tener en cuenta diferentes factores:

- **Exposición:** como está distribuido lo que puede verse afectado, bienes y población.
- **Vulnerabilidad:** capacidad real para hacer frente a un hecho catastrófico. Conlleva procesos como preparación, prevención y estrategias de recuperación.
- **Incertidumbre:** limitaciones en el conocimiento del hecho y sus indeterminaciones jurídicas, administrativas, etc. Esta incertidumbre sería científico-técnica y político-administrativa.

La amenaza también es posible ser valorada por diferentes análisis. Esta se basa en conocer el pasado para así saber qué problemas se pueden encontrar en el presente y el futuro; para ello se hace:

- **Análisis histórico:** eventos históricos que ayudan a realizar un mapa de límites y magnitud de una actividad desastrosa.
- **Análisis de experto:** indica la susceptibilidad de un territorio hacia un tipo de amenaza que es identificada por un experto, basado en su experiencia.
- **Análisis estadístico:** obtiene resultados sobre las condiciones en que ocurrieron los eventos que generaron las amenazas.

Así, una vez realizado el análisis de la vulnerabilidad y el riesgo se posee un importante instrumento, sobre todo para la prevención de los riesgos. Como se ha comentado, los riesgos que ya se conocen, es decir, los que ya se han sufrido, tienen mucho mayor éxito para la consecución de objetivos y prevenirlos, que cuando algunos no se ha sufrido aún.

El índice de riesgo mide diferentes tipos de riesgos, naturales o humanos, más predecibles o menos, y con unas consecuencias más o menos dañinas para la zona.

## 3.2. Índice de probabilidad

El índice de probabilidad es la posibilidad de que ocurra un suceso en un área territorial determinada y en un tiempo determinado.

La relación del índice de probabilidad se puede medir siguiendo la siguiente escala:

| | |
|---|---|
| 0 | Ningún caso conocido. |
| 2 | Frecuencia a menos de 5 años. |
| 3 | Frecuencia de 1-5 años. |
| 4 | Frecuencia de 0-12 meses. |

Se medirá el índice de probabilidad contabilizando la frecuencia de los casos; si ocurren varias veces al año la probabilidad será más alta que si no ha ocurrido nunca.

Para realizar la valoración del riesgo se puede hacer una puesta en común entre el índice de probabilidad; es decir, los casos que ocurren en un tiempo determinado y el índice de daños.

## 3.3. Índice de daños

Este índice se encarga de medir los daños que se producirán tras un desastre. Calculará tanto los daños materiales como los personales.

Para realizar la contabilización del daño, se puede usar la siguiente escala:

| | |
|---|---|
| 0 | Sin daños. |
| 1 | Pequeños daños materiales. |
| 2 | Pequeños daños materiales y alguna persona afectada. |
| 5 | Grandes daños materiales o numerosas personas afectadas. |
| 10 | Grandes daños materiales o víctimas mortales. |

Para el cálculo numérico del índice de riesgo de un desastre, se debe relacionar el índice de probabilidad con el incide de daños. Simplemente se multiplicarán los dos números que se obtienen desde las dos escalas anteriores. Si se traslada este número a la escala del índice de riesgo, se tendrá un valor numérico del mismo.

| IP/ID | 0 | 1 | 2 | 5 | 10 | |
|-------|---|---|---|---|----|---|
| 0 | 0 | 0 | 0 | 0 | 0 | |
| 2 | 0 | 2 | 4 | 10 | 20 | Muy alto: IR ≥ 20 |
| 3 | 0 | 3 | 6 | 15 | 30 | Alto: 10 ≤ IR ≤15 |
| 4 | 0 | 4 | 8 | 20 | 40 | Moderado: 6 ≤ IR ≥8 |
| | | | | | | Bajo: IR ≤ 4 |

El índice de riesgo varía como se puede ver en la leyenda de muy alto a alto, moderado o bajo, dependiendo de los daños que tengan lugar en el desastre y la probabilidad numérica de que se produzca.

## Importante

El índice de riesgo relaciona tanto la vulnerabilidad como la amenaza de una catástrofe en un plano teórico, y se relaciona con el índice de probabilidad y el índice de daños a nivel práctico y numérico.

## Aplicación práctica

Se ha inundado una zona por el desbordamiento de un río que había cerca, debido a las intensas lluvias que se han producido durante varios días. Cada dos años, este proceso tiene lugar en la zona, quedando arrasadas varias urbanizaciones. Esta vez

Continúa en página siguiente >>

<< Viene de página anterior

son cuatro urbanizaciones, de unas veinte casas cada una, quedando anegadas por el agua la mitad. Además, en la zona existían varias granjas de ganado y cultivos de frutales. En esta ocasión se han producido accidentes graves de personas y varios heridos que pertenecen a los grupos de rescate. Calcule con los datos que posee el índice de riesgo real de esta zona.

**SOLUCIÓN**

Primero se calcula el índice de probabilidad. Los desbordamientos se dan cada dos años, por tanto, si se mira el cuadro se sabrá que el índice de riesgo en este caso será de nivel 3, que es en el que se producen los desastres entre 1-5 años.

Después se calcula el índice de daños. El número de hogares afectados es de 40, ya que se ha inundado la mitad de las casas de cada urbanización de la zona. Se han producido accidentes y varios heridos, pero no ha habido víctimas mortales, además de las pérdidas en agricultura y ganadería. Por tanto, el índice de daño será 5 puntos.

Si se multiplican los dos números $3 \times 5 = 15$, y se traslada este número al cuadro de índice de riesgo, se podría decir que esta zona tiene un índice de riesgo alto; es decir, un alto riesgo de que esta zona sufra una inundación con consecuencias desastrosas.

## 4. Situación geográfica del riesgo

Para comenzar a hablar de la ubicación en un mapa de riesgo sería necesario saber bien qué es este tipo de representación.

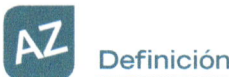

**Definición**

**Mapa de riesgo**
Es un croquis, maqueta o plano donde se deben identificar y situar las zonas en las que existe un riesgo o una amenaza para la población.

Estos mapas son necesarios para asumir determinadas medidas de prevención y mitigación para los diferentes riesgos que se dan en las distintas zonas que se tienen tipificadas como de riesgo.

Existen diferentes tipos de mapas de riesgo, dependiendo de la zona que ocupen y sus funciones específicas. Estos son:

- **Por ámbito geográfico:** estos mapas pueden ser a su vez pertenecientes a diferentes grupos:

  - Empresas: ocuparía el área que tiene físicamente la empresa; por ejemplo, la nave de la empresa FIAT.
  - Ciudad: por ejemplo, el área que ocupa la ciudad de Córdoba.
  - Provincial: por ejemplo, la provincia de La Rioja.
  - País: por ejemplo, la superficie española.

- **Por sector económico:** mapa de riesgo de los grupos de policías, por ejemplo.
- **Por factor de riesgo:** mapa por factor de riesgo a tener en cuenta.
- **Por población específica expuesta al riesgo:** mapa que indica una zona muy determinada en que la población puede sufrir riesgos.

## 4.1. Ubicación en el plano

Cuando el plano está realizado de forma básica, es decir, se ha creado la zona en que se va a actuar, orografía, coordenadas, etc., será necesario ubicar los riesgos dentro del mapa. Para ello, se usarán diferentes tipos de signos y pictogramas.

La localización de los riesgos se realizará de forma puntual en base a los que se tienen tipificados. En realidad, deberían emplearse varias cartas para los diferentes grupos de riesgo; es decir, una carta para los riesgos naturales y otra para los riesgos industriales, por ejemplo.

En los mapas se debe delimitar el área afectada o que puede ser afectada, así como las zonas de riesgo asociadas mediante el sistema de coordenadas o tomando puntos de referencia. También se deben incluir en el mapa las señales que indiquen que existe una población, agua, estructuras, etc.

Con el fin de detectar los posibles riesgos que se pueden desencadenar, se hace necesario realizar un inventario de todos los fenómenos que pueden afectar a la zona, reflejándolos mediante la simbología propia.

## 4.2. Coordenadas

Para poder ubicarse de forma adecuada en el mapa de riesgo se debe conocer cuáles son sus coordenadas, ya que si no es imposible saber cuál es la localización del mapa.

Existen diferentes aspectos a tener en cuenta para la ubicación en el plano:

- **División territorial:** es decir, conocer las áreas exactas de la zona. Existen diferentes límites, como el estatal, el municipal, etc. De esta forma se conocerá qué zona exactamente es en la que se debe actuar.
- **Localización:** proporciona información sobre la ubicación exacta de un lugar o zona, y normalmente este estará limitado por una serie de líneas, que darán esa información.
- **Escala gráfica:** será el patrón de medida que tiene el mapa, es decir, la relación de los kilómetros reales de terreno y los centímetros en los que se representan en el mapa. Existen diferentes tipos de escalas.
  Cuanto mayor sea la escala, menor será la precisión de lectura del mapa de riesgo.
- **Sistema de coordenadas:** es toda una red de paralelos y meridianos que ayudan a orientarse en el mapa de riesgo.

## 4.3. Orografía

La orografía es una representación del relieve que tiene la zona. En el caso de que el mapa pertenezca a una zona de relieve muy pronunciado, este puede aportar información de las vías de acceso que se pueden usar y las de salida.

Los mapas que tienen datos orográficos incluyen una representación altimétrica del relieve, diferenciándose curvas de nivel que indican la misma altitud del terreno, y cada una de ellas suele tener una diferencia con las demás de 100 m a escala. En el plano se pueden diferenciar distintos símbolos, como las construcciones hechas por el hombre, ríos, poblaciones y áreas cubiertas por vegetación.

Estos símbolos cambian de color dependiendo de lo que sean: verde para las zonas verdes, azul donde hay agua y negro para las construcciones.

 **Actividades**

3. Realizar un esquema de todos los factores que se deben tener en cuenta para la realización de un mapa de riesgo. Intente recrearlo en un mapa real de una zona que conozca.

## 4.4. Vías de comunicación

En la realización de mapas de riesgo es importante conocer cuáles son las principales vías de comunicación de la zona. Hay que pensar que a estas zonas deben llegar camiones, ambulancias, bomberos, etc. Además, hay que asegurarse de las diferentes vías de acceso de las que se dispone.

El conocimiento de las vías de comunicación será imprescindible tanto para realizar la llegada de los equipos como para la evacuación de las personas o animales que estén en riesgo. Es necesario conocer las vías para así poder organizar mejor el sistema de actuación, su diseño, etc.

Las principales vías que se pueden encontrar son:

■ **Transporte aéreo:** avión, helicóptero y avioneta. Para su uso se necesita una pista de aterrizaje o en el caso de los hidroaviones una masa de agua.

- **Transporte acuático:** barcos, botes o lanchas. Imprescindibles sobre todo en accidentes acuáticos.
- **Transporte terrestre:** camiones de bomberos, de transporte, de mercancías, ambulancias, coches, motos, trenes, etc. Dependiendo de las características del terreno se usará un tipo vehículo u otro.

## 5. Análisis de las consecuencias por cada riesgo detectado sobre las personas y los bienes

Las consecuencias de un riesgo son los daños que han tenido lugar tras la aparición de este sobre las personas y los bienes, es decir, sobre la comunidad.

A pesar de los avances tecnológicos que han aparecido en los últimos tiempos, el ser humano y la sociedad siguen siendo completamente vulnerables a los desastres, ya que cada vez que ocurren los efectos son a veces irrecuperables para las zonas afectadas, y se pierden tanto recursos humanos como económicos. Las pérdidas humanas que tienen lugar durante las emergencias son lo más importante a la hora de contabilizar los daños que se han producido; no hay nada más importante que las vidas humanas, a diferencia de las pérdidas económicas. Los recuentos de datos, señalando fallecidos, heridos y desaparecidos, no son solo durante el desastre sino también en los días posteriores, ya sean producidos por radiaciones, contaminación, infecciones, etc. Cuanto más tiempo tarde la población en recuperarse, peor serán los efectos. Es probable que se dé una carencia de alimentos, agua potable, saneamientos, etc., que es muy importante si se le une a la pérdida de puestos de trabajo, hogares y bienes materiales, pudiendo llegar la situación a un caos total.

 Sabía que...

El tsunami del Océano Índico de 2004 podría clasificarse como el más devastador de la historia. Más de 200.000 personas perdieron la vida, muchas de ellas arrastradas hacia el mar.

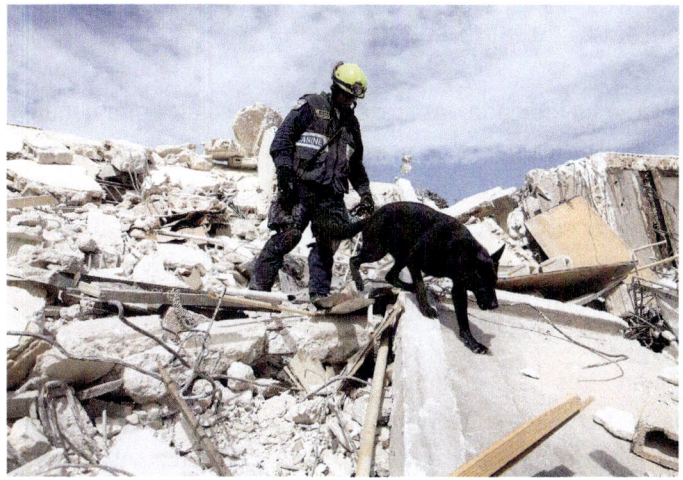

*Tras un terremoto hay que actuar rápidamente en la búsqueda de supervivientes bajo los escombros.*

Las pérdidas materiales y personales no son en sí lo que puede afectar en el futuro, sino los desequilibrios que se producen si el país es más pobre o más rico. Así, si el país es rico y tiene grandes infraestructuras, la recuperación a todos los niveles será más rápida y efectiva. Si el país es pobre, tardará mucho más en recuperarse del desastre.

Cuando se habla de los efectos de un desastre no solo se puede mirar los bienes inmuebles, las casas, los muebles, los edificios, etc., sino que también es importante valorar las pérdidas en recursos naturales, como la madera, el petróleo, los cultivos, los animales muertos, además de las industrias destruidas y los recursos que el Estado se ve obligado a aportar para que la sociedad vuelva a la normalidad.

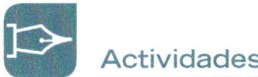 Actividades

4. Buscar información sobre algún desastre natural que haya sucedido y realizar una reflexión sobre las consecuencias de este en la población y los bienes.

# 6. Delimitación de las áreas de riesgo

Como ya se ha indicado, las áreas expuestas son las que tienen más suscep-tibilidad de sufrir los riesgos en caso de una catástrofe. Si definir esto resulta sencillo, no lo es tanto concretar su delimitación. La forma y tamaño del área expuesta a un accidente puede ser tan diversa como la naturaleza del mismo: catástrofes naturales, nucleares, en centros urbanos, áreas abiertas, áreas ce-rradas, etc. Por ello, la variación del área será diferente.

Los parámetros para delimitar el área de riesgo dependerán también del medio físico (tierra, agua o aire) en el que actúan. Estos van a condicionar los diferentes patrones a seguir en la cartografía del área. Aspectos físicos como la topografía, litografía, el viento, precipitaciones o la red hidrográfica, pueden modificar la magnitud y el alcance del mapa.

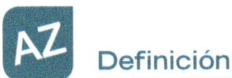

Definición

**Delimitación de las áreas de riesgo**
Es la especificación de las zonas o áreas que están expuestas a ser alcanzadas por un fenómeno destructivo, en función de su naturaleza y del tipo que sea.

Para realizar la delimitación del área hay que basarse en el principio de distancia, así los efectos indeseables del desastre serán menores cuanto más distancia haya de ellos. Para ajustar el proceso matemático hay que regirse por dos principios:

- La distancia es un valor inverso a la intensidad.
- La intensidad disminuye de forma progresiva conforme se aleja del foco de peligro.

El sistema ofrece un mapa formado por capas concéntricas desde un punto de origen. Cada corona o círculo concéntrico de alrededor tiene valores de igual distancia. Los valores muy bajos indican proximidad a la instalación y van aumentando hacia el exterior. Cada una de estas circunferencias indica una zona determinada de actuación, y alejándose del epicentro del desastre más segura será la zona.

## 7. Sectorización en el plano de las zonas de actuación

Una vez se ha realizado el estudio de los límites del riesgo, se pasará a ver las diferentes zonas de actuación que existen. Como se ha comentado antes, el área de riesgo se representará con círculos concéntricos, de tal forma que el epicentro quede en medio y el resto de zonas se sitúen a su alrededor.

Hay que diferenciar principalmente tres zonas de actuación: zona caliente, zona templada y zona fría.

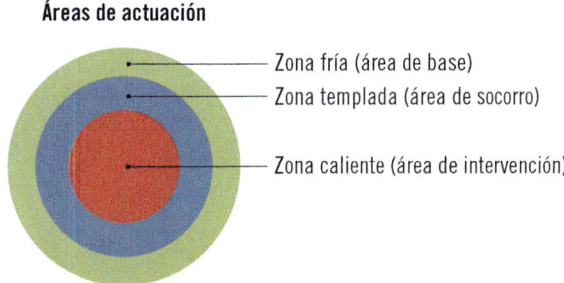

**Áreas de actuación**

Zona fría (área de base)
Zona templada (área de socorro)
Zona caliente (área de intervención)

Esta forma de círculos concéntricos puede variar en la base por las alteraciones topográficas o geográficas del terreno. Por ejemplo, si el accidente ha ocurrido cerca de la costa no se colocará en el mar la zona fría. El tamaño de cada área dependerá del accidente, sus consecuencias y el riesgo que conlleve.

## 7.1. Área de intervención (zona caliente)

La zona caliente es aquella que constituye el espacio destinado a la evaluación de la zona del desastre.

Será la zona donde se ha producido la catástrofe. En ella se realizan las funciones que se ordenan y se plantean en el plan de emergencias y donde participan los grupos de intervención operativa y de rescate sanitario. Se caracteriza por:

- Es donde se ha producido el accidente, y su tamaño variará dependiendo del tipo de desastre. Por ejemplo, no será igual la zona caliente en un incendio forestal que la de un accidente múltiple de carretera.
- Irá delimitada desde el foco hasta donde se cree que ya no afectará a la población de la zona.
- Esta zona debe ser evacuada.
- Es una zona muy peligrosa.
- En esta zona trabajan los diferentes equipos de actuación, como son los sanitarios, salvamento, operadores, etc.
- Debe haber un control riguroso de las entradas y salidas de personas, ya que puede haber riesgos si alguna que no pertenece a un equipo, es decir, que no tiene formación, entra en la zona.

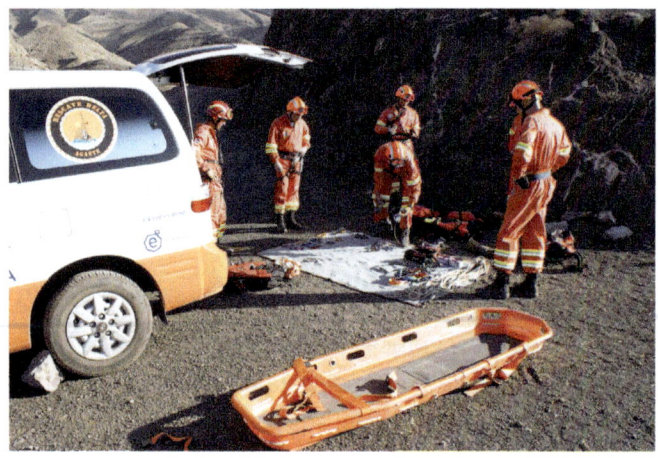

*Los grupos de rescate son imprescindibles en la zona caliente.*

## 7.2. Área de socorro (zona templada)

La zona templada es aquella que está inmediatamente después de la zona caliente.

En ella se realizan las operaciones de socorro sanitario y se organizan los escalones de apoyo del grupo de intervención operativa.

Se caracteriza por lo siguiente:

- Es donde se realizan los triajes del equipo sanitario. El triaje es el proceso en el que se priorizan los heridos del desastre.
- Es donde se sitúan los puestos de socorro sanitario, y donde se encuentra el Puesto de Mando Avanzado y el personal de seguridad.
- Debe estar lo suficientemente lejos del epicentro del desastre, pero lo suficientemente cerca como para que la distancia de transporte no sea muy grande.
- En esta zona también estarán las zonas de aterrizaje de helicópteros o avionetas y la zona de información.

## 7.3. Área de base (zona fría)

La zona fría es la que se encuentra más exterior que la zona templada, y será aquella en la que se pueden concentrar y organizar las reservas, tanto de personas como de materiales. Puede ser el lugar donde se reúnan a los evacuados para su posterior traslado a los albergues.

Suele estar alejada de la zona caliente, dependiendo del peligro que conlleve el desastre. En ella también se encontrarán los servicios de logística para el traslado de materiales y personas, además de las zonas habilitadas para el personal que se encuentre de reserva para la actuación.

## Actividades

5. Realizar un esquema que recoja las diferentes zonas de actuación en un mapa de riesgo, indicando qué funciones se realizan en cada una de ellas.

## 8. Catalogación de medios y recursos

El catálogo de medios y recursos se debe conocer junto con la zona de riesgo, ya que aporta información sobre todos los medios de los que se dispone. El catálogo en sí constituye el marco normalizado de medios y recursos para la atención de emergencias.

El catálogo de medios y recursos estará formado por una serie de archivos de datos descriptivos, numéricos y gráficos, donde se recoge toda la información relativa a los medios y recursos pertenecientes a las diferentes administraciones públicas (autonómica, local, provincial y general del Estado), organizaciones, entidades, agrupaciones, asociaciones, empresas y ciudadanos, que se deben movilizar para hacer frente a las emergencias que tengan lugar en la zona de riesgo.

La catalogación es un proceso que atiende a una codificación. Esta se hace mediante la Comisión Nacional de Protección Civil. Así, todos los medios estarán al mismo nivel, con la misma codificación.

Este proceso de codificación tiene como objetivo la unificación y la identificación dentro del territorio español, así en todas las comunidades el catálogo tiene la misma codificación.

 Sabía que...

La Comisión Nacional de Protección Civil tiene por finalidad la coordinación entre los órganos de la Administración General del Estado y las Administraciones de las comunidades autónomas, en materia de Protección Civil.

Este catálogo de recursos y medios se fundamenta en una base de datos que ya existe, renovándose los datos según la nueva situación de los medios y la posibilidad de su actualización. Por ello, el catálogo debe ser flexible, dinámico y actualizable, con capacidad para prestar sus servicios a todos los grupos que forman parte de una actuación.

Con respecto a su elaboración y actualización, el objetivo de la catalogación será el mantenimiento de los códigos y la base de datos, siendo cada comunidad autónoma la encargada de organizar el grupo de trabajo que lo formará, así como establecer el método de actualización de los medios y recursos.

Los catálogos de medios y recursos son de suma importancia en situaciones de emergencias. Sirven además de apoyo a los diferentes grupos que forman parte del CECOP, y estarán a disposición de los usuarios y los diferentes grupos que participan.

Además, también deberá facilitarse el acceso a los servicios de carácter público que lo necesiten usar para actualizar el plan de emergencias.

Se establecen diferentes niveles en los que se realizará la catalogación:

- **Local:** términos municipales, mancomunidades y comarcas.
- **Provincial:** de cada provincia.
- **Autonómico:** de cada comunidad autónoma.
- **Estatal:** del Estado.

Las tareas a realizar para la catalogación de los medios son:

- Hacer la identificación de los medios y los recursos que están a disposición del plan de actuación.
- Hacer inventario de los medios en cada nivel.
- Integrar los medios de cada nivel, del más superior al más inferior.

El contenido del catálogo recoge de forma muy esquematizada los diferentes medios que forman parte de él, como medios humanos y medios materiales, además de otros.

Los **medios humanos** se clasifican dependiendo de su rama o sector; estos están formados por:

■ **Personal técnico:** formado por profesionales en su mayoría especialistas en sus profesiones, como:

- ▮ Especialistas en Protección Civil.
- ▮ Especialistas en riesgos naturales: en hidrología, sismología, incendios forestales o vulcanología.
- ▮ Especialistas en riesgos tecnológicos: en radiología y sustancias químicas.
- ▮ Especialistas técnicos: en meteorología, comunicaciones, informática, inspección de construcciones y explosivos.
- ▮ Especialistas sociosanitarios: como psicólogos, asistentes sociales, traductores, médicos, enfermeros, médicos especialistas, biólogos y farmacéuticos.

■ **Grupos operativos de intervención:** formados por profesionales que actúan sobre el terreno, como:

- ▮ Bomberos.
- ▮ Grupos de intervención química y radiológica: protección nuclear, protección química, protección ante fuegos petroquímicos y mercancías peligrosas.
- ▮ Grupos de intervención ante búsqueda, rescate y salvamento: intervención en montaña, en espeleosocorro, en subacuáticos, en salvamento marítimo, en búsqueda de personas o en búsqueda de personas sepultadas.
- ▮ Grupos de intervención en incendios forestales.
- ▮ Grupos de reconocimiento aéreo.
- ▮ Grupos de mantenimiento de redes viarias.

■ **Grupos de orden y seguridad:** Guardia Civil, Policía Nacional, Policía Autónoma, Policía Local y seguridad privada.
■ **Grupos de apoyo:** voluntarios de Protección Civil, bomberos voluntarios, socorristas, radioaficionados y Cruz Roja.

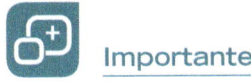

## Importante

Los medios son todos los elementos humanos y materiales que tengan la capacidad de movilizarse y que se incorporan a los grupos que participan en el plan de emergencias, y permiten hacer frente a la emergencia con una mayor eficacia.

## Actividades

6. Realizar un cuadro que refleje los medios humanos que debe contener un catálogo de medios. No olvidar poner al menos un ejemplo por medio.

Los **medios materiales** son todos los disponibles que tengan movilidad, como:

- Medios aéreos:

  - Helicópteros: de salvamento, de aviso, de extinción, de reconocimiento y de trasporte sanitario.

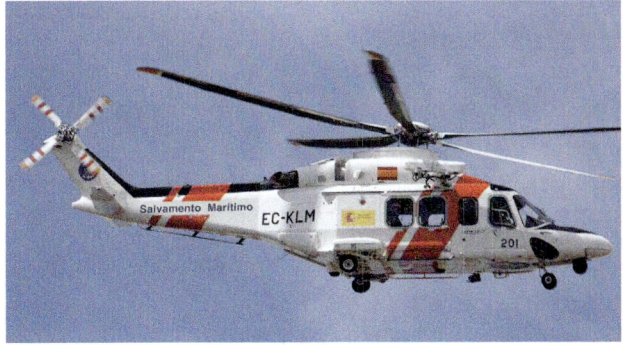

*Los helicópteros son importantes para la evacuación en zonas de difícil acceso.*

▪ Aviones: de extinción, de reconocimiento, de transporte sanitario y transporte.

- Maquinaria y elementos de obras públicas:

  ▪ Grúas: sobre ruedas de diferentes tonelajes y autopropulsadas.
  ▪ Tractores de obras públicas: sobre ruedas y sobre cadenas.
  ▪ Palas excavadoras, cargadores y retroexcavadoras.

- Motoniveladoras.
- Material auxiliar de obras públicas: hormigoneras, carretillas, compresores y martillos neumáticos.
- Equipos quitanieves.
- Camiones de obras públicas.

Otros **medios materiales** serían:

- Materiales de extinción y salvamento.
- Materiales para la extracción de agua.
- Medios de transporte de personas y mercancías.
- Medios de albergue y abastecimiento.
- Medios sanitarios: material y transporte.
- Materiales de protección.
- Materiales auxiliares: maquinaria, iluminación, combustibles, etc.

Los recursos serán todas aquellas unidades que forman parte del catálogo, pero que, a diferencia de los medios, no son móviles, y suelen ser espacios o edificios. Los recursos son los siguientes:

- Recursos de infraestructura de trasporte: carreteras, vías de tren, aeropuertos, puertos, etc.
- Recursos de servicios básicos: red telefónica, alcantarillado, red eléctrica, etc.
- Centros sanitarios: hospitales, ambulatorios, centros de salud, laboratorios de análisis, etc.
- Lugares de albergue: hoteles, hostales, colegios, iglesias, etc.
- Centros de información y gestión.

- Medios de comunicación social: radio, televisión, prensa, etc.
- Recursos hídricos: embalses, lagos, ríos, etc.

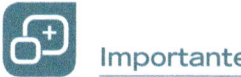

## Importante

Los recursos son todos los elementos materiales o naturales que tengan un carácter estático, es decir, que no se muevan, y disponer de ellos mejora las labores ante una situación de emergencia.

## Actividades

7. Realizar un esquema de todos los medios y recursos que deben aparecer en un catálogo.

## 8.1. Aplicación práctica sobre la catalogación de medios y recursos

Imagine que se ha producido, como se indicó en el caso anterior, un gran desbordamiento de un río. A diferencia del caso anterior, ha habido víctimas humanas y desaparecidos. A ambos márgenes del río hay viviendas. La zona de desbordamiento tiene 4 km a lo largo del río y la zona afectada de ribera es de 1 km por cada margen del río. En ambos lados del río hay carreteras y una altiplanicie de 200 m con respecto a la ribera del río.

Realice una delimitación de la zona de riesgo, indicando además los recursos materiales y humanos que actuarán en cada zona.

## Solución

Si el área afectada de ribera ha sido de 4 km a lo largo del río, con 2 km de ancho alrededor del mismo, la zona caliente sería 8 km cuadrados. Esta zona debería ser evacuada en su totalidad. En esta zona prestarían su ayuda los servicios de salvamento y sanitarios, Policía, Protección Civil, Guardia Civil, grupos de mantenimiento y grupos de apoyo y técnicos para la retirada de escombros, barro y objetos flotantes. Para ello, se usarán lanchas, grúas, excavadoras y un helicóptero.

La zona templada será de un kilometro en los márgenes del río, ya que existen poblaciones a ambos lados. En esta zona se socorrerán a las personas evacuadas y actuarán los grupos sanitarios, donde habrán colocado su hospital de campaña con sus materiales. También se colocará el helipuerto y actuarán los grupos de seguridad como: Policía, Protección Civil, grupos de mantenimiento y grupos de apoyo y técnicos para la retirada de escombros, barro y objetos flotantes. Se usarán coches, camiones y un helicóptero.

La zona fría será de un kilómetro. En ella actuarán los grupos de trasportes de evacuados que irán a albergues o a hospitales. Se montará un campamento para los grupos que están actuando, como para los evacuados que tengan frío y deban esperar para su traslado. En este caso, actúan los grupos sanitarios, de orden y asociaciones que se encargan de la logística. Se dispondrá de coches, autobuses, un helicóptero, camiones y materiales de primera necesidad, como agua, comida, etc.

Como es lógico, por tratarse del margen de un río, la zona no será circular, sino que será alargada, siendo la ribera del río el centro y los dos márgenes las zonas templada y fría.

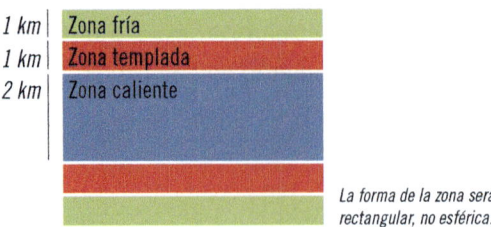

*La forma de la zona será rectangular, no esférica.*

## 8.2. Medios propios

Los medios propios serán los que están a disposición para su uso, es decir, los que tiene en su poder la Administración del pueblo, comarca, provincia, etc. En el momento en que se produzca el desastre o catástrofe o el riesgo en sí, se puede disponer de ellos de forma inmediata.

Estos medios pueden ser de origen público o privado, es decir, pueden pertenecer a la comunidad o bien a un medio privado que cede su uso en forma de concierto con el Gobierno, es decir, empresas ceden sus servicios por algún tipo de pago o subvención.

Estos medios pueden ser humanos, materiales o bien recursos que estén cerca de la zona de riesgo.

## 8.3. Medios ajenos

Los medios ajenos son aquellos que pertenecen a otras entidades distintas a las que sufren el riesgo o suceso. Por ejemplo, en varias ocasiones los bomberos que socorren a personas que quedan sepultadas en terremotos han acudido a diferentes partes del mundo para realizar rescates. Es un medio que en realidad no pertenece a la entidad que sufre el riesgo o suceso.

Al igual que en los medios propios, los medios ajenos pueden ser de origen público o privado. Así también pueden ser humanos, materiales o recursos cercanos.

## 8.4. Medios naturales

Los medios naturales son aquellos que se encuentran en la naturaleza, ya que en un momento determinado pueden ser de utilidad en el caso de un desastre. Estos serían los recursos naturales que posea cada comunidad. Pueden ser de diferentes tipos:

- **Recursos renovables:** estos medios si son bien cuidados pueden ser inagotables. Serían las plantas y los animales. Para su subsistencia dependen a su vez de otros medios renovables como son el agua y el suelo. El agua se puede encontrar almacenada de diferentes formas (embalses naturales, ríos, lagunas o aguas subterráneas) y el suelo es imprescindible para la agricultura.
- **Recursos no renovables:** son aquellos que pueden llegar a agotarse ya que existen en un número determinado en la naturaleza. Los medios no renovables son los minerales, los metales, el petróleo y el gas natural.
- **Recursos inagotables:** están siempre en la naturaleza de forma ilimitada. Son la luz solar, la climatología, los vientos, el mar y la fuerza de las olas.

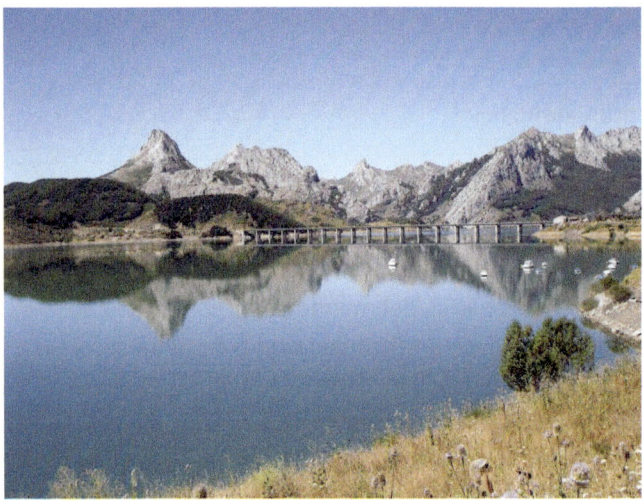

*El agua es un recurso renovable y se puede encontrar almacenada en embalses.*

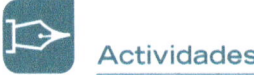

## Actividades

8. Indicar cuáles son las diferencias entre medios propios, ajenos y naturales.

## 8.5. Infraestructuras de la zona

Se conoce como infraestructura de la zona todas las construcciones humanas que sirven de soporte a la realización de otras actividades de utilidad para la población y que será necesaria su explotación en situación de riesgo.

En una zona determinada puede haber gran variedad de infraestructuras diferentes:

- **Infraestructuras energéticas:** redes de electricidad, distribución de calor, combustibles y otras fuentes de energía como térmica y nuclear.
- **Infraestructuras de transporte:** terrestre, marítimo y aéreo.
- **Infraestructura hidráulica:** como son las redes de agua potable, desagüe y de reciclaje.
- **Infraestructura de telecomunicaciones:** redes de telefonía fija, televisión, fibra óptica y telefonía móvil.
- **Infraestructura de usos:** viviendas, comercios, industrias, salud (hospitales, centros de salud, etc.) educación (colegios, institutos, universidades) y recreación.

 Nota

Todas las infraestructuras de la zona deben estar recogidas en el catálogo de medios y recursos.

## 9. Códigos y signos a utilizar en los planos

Los códigos y signos son algo muy habitual en la vida común, y se ven por todas partes en carreteras, edificios, en productos, etc. Indican un riesgo, un uso, una zona determinada o un sistema de evacuación.

Un aspecto a resaltar son los sistemas de evacuación y zonas de riesgo de recintos cerrados, como pabellones, fábricas, embalses, etc. En estos sistemas se muestran mediante un mapa las diferentes rutas a seguir en la evacuación dependiendo de la zona en la que cada persona se encuentre, así como los lugares que están en riesgo si ocurriese algo en el edificio o planta. Por ejemplo, uno de los riesgos más importantes que se puede producir en cualquier edificio es el uso del ascensor si ocurre cualquier evento, un incendio, terremoto, explosión, etc. Siempre estará reflejado este y otros riesgos en el plan de evacuación y el mapa de riesgos del edificio o área.

Un símbolo o signo siempre indicará alguna información relativa al plano. Podrá indicar diferentes aspectos, que se encuentran en los siguientes signos:

- **Informativos:** da información sobre las características de una zona, si existen determinadas instalaciones, animales, etc. Tiene una forma cuadrada y su color puede ser variable.

**Signo de punto de información**

- **Restrictivos:** son aquellos símbolos que indican algo que está prohibido o limitado. Suelen representarse con un círculo rojo y una franja roja que lo rodea.

**Señal de prohibido fumar**

- **Indicativos:** indican sobre todo la forma de actuar, por ejemplo, las salidas de emergencia que existen.

Salida de emergencia

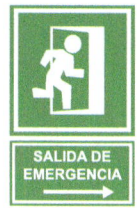

- **Obligatorios:** indican acciones que son obligatorias en la zona, por ejemplo, ponerse el casco o el uso de equipos de protección especiales.

Indicación de obligación de usar casco

- **Preventivos:** indican que hay que tener precaución porque existe un riesgo que se debe prevenir, por ejemplo, el riesgo de descarga eléctrica o riesgo por vientos.

Indicación de que hay que tener prevención
por riesgo de descarga eléctrica

Dependiendo del color de los símbolos, estos indican lo siguiente:

- **Rojo:** riesgo presente.
- **Amarillo:** riesgo en fase de control.
- **Verde:** riesgo controlado.

La forma que tienen también es importante, ya que esto indicará diferentes aspectos, como los que se describen a continuación:

- **Círculo:** con el borde rojo y la banda oblicua indica prohibición. Si es con borde blanco y fondo azul indica obligación.
- **Triángulo:** con el fondo amarillo indica precaución.
- **Cuadrado:** con el fondo rojo indica equipos contra incendios; con el fondo verde, información sobre salidas de socorro, primeros auxilios, etc.

 Actividades

9. Buscar diferentes señales con símbolos de las distintas formas que se indicaron anteriormente, como prohibición, obligación, información, prevención, etc.

## 9.1. Pictogramas

Los pictogramas deben tener una serie de características que son comunes entre ellos:

- La lectura de estos deben ser clara y rápida. De un solo vistazo se debe saber qué están indicando.
- La forma debe ser simple, no deben ser figuras muy complejas ni objetos abstractos.
- No deben presentar ambigüedad, ni por su significado ni por su forma.
- Su significado debe ser único e inequívoco.

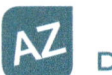 Definición

**Pictogramas**
Son signos que representan esquemáticamente un objeto real o una figura. Sintetizan el mensaje, sobrepasando el sistema del lenguaje.

Un pictograma normalmente se representa por un dibujo, que a su vez contiene las características del signo, y puede representar una imagen humana, animal, de la naturaleza, actividades u objetos inertes.

## 10. Resumen

En este capítulo se ha explicado cuál es la base del mapa de riesgos, que es imprescindible para la actuación ante una emergencia, ya que en ellos se recoge toda la información referente a la zona donde se está actuando.

Los principales riesgos que se han clasificado han sido los naturales, que son los que ocurren en el medioambiente y son aquellos que no se pueden controlar, pero sí prevenir. Los riesgos humanos, que son los relacionados con la actividad humana, se pueden controlar y, por supuesto, prevenir.

Los índices que indican los riesgos se valoran por diferentes criterios: índices del riesgo, de la probabilidad y del daño; y todos juntos pueden dar el resultado del riesgo real que tiene una zona de sufrir un riesgo y, por ello, una catástrofe.

Para la realización y entendimiento de un mapa de riesgo se deben conocer varios principios, como son orientarse en un plano, conocer las coordenadas, las características del terreno y los medios de comunicación de que se dispone.

La catalogación de medios y recursos indica todos los materiales que se deben tener para actuar ante una catástrofe determinada. Estos materiales se deben tener localizados y en buenas condiciones para su uso inmediato. Estos medios pueden ser propios, ajenos, naturales o de infraestructura.

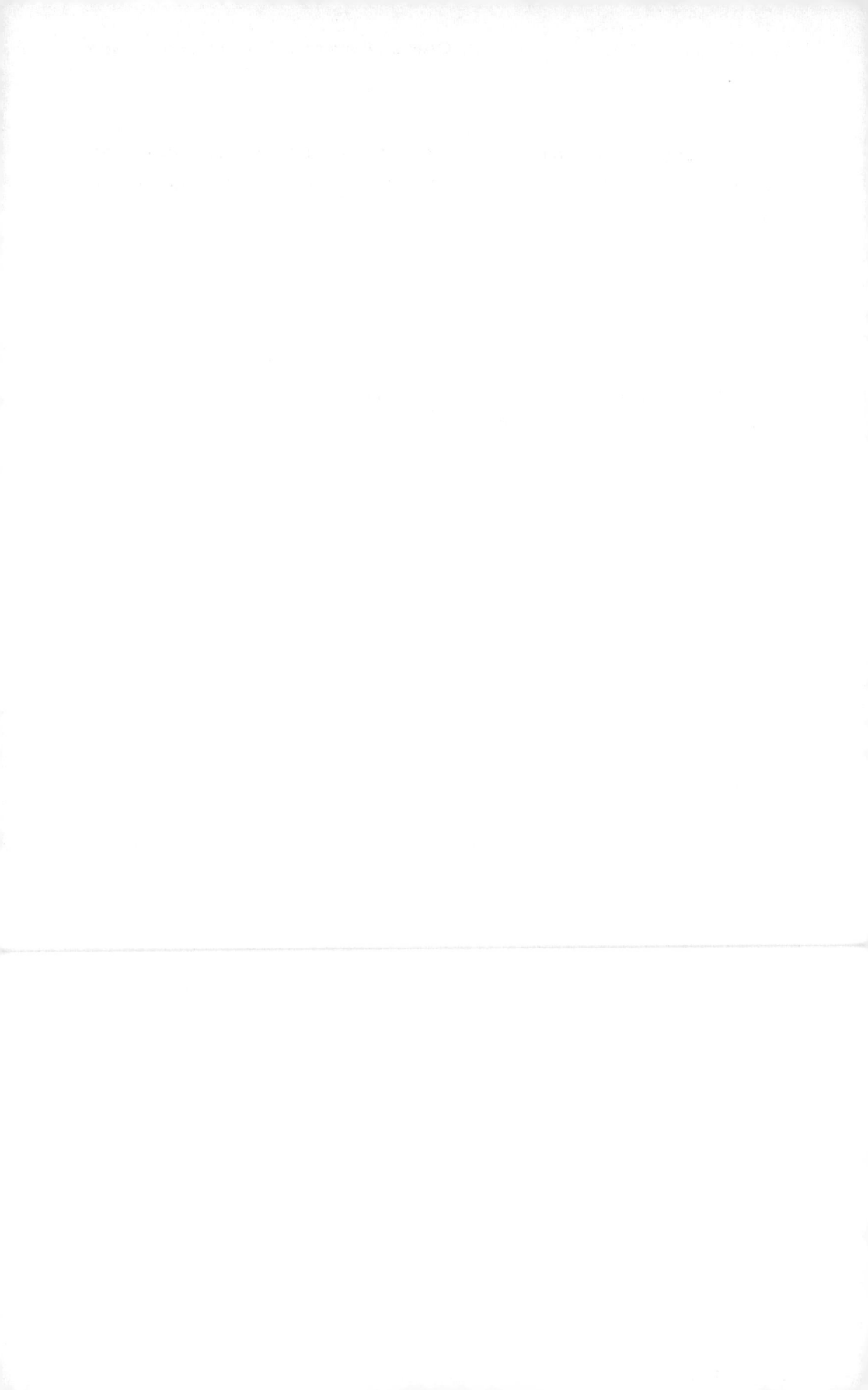

Ejercicios de repaso y autoevaluación

1. **Indique la afirmación incorrecta respecto a los tipos de riesgos:**

   a. No se da en un tiempo determinado.
   b. Tienen efectos sobre la naturaleza.
   c. Pueden ser de origen humano.
   d. Pueden ser de origen tecnológico.

2. **De las siguientes frases, indique cuál es verdadera o falsa:**

   a. Los desastres naturales no afectan a las personas.

   ☐ Verdadero
   ☐ Falso

   b. Un desastre natural produce cuantiosas pérdidas económicas.

   ☐ Verdadero
   ☐ Falso

   c. Las sequías son fenómenos meteorológicos.

   ☐ Verdadero
   ☐ Falso

   d. Los riesgos naturales mixtos tienen un solo origen.

   ☐ Verdadero
   ☐ Falso

3. **Con respecto a los riesgos naturales...**

   a. ... hay que distinguir efectos directos e indirectos.
   b. ... los riesgos químicos no son de origen natural.
   c. ... los aludes son riesgos geofísicos.
   d. ... todos los riesgos no pueden ocurrir en todas las zonas.

**4. ¿Cuál de estos riesgos no es químico de origen humano?**

    a. Nuclear.
    b. Térmicos.
    c. Explosiones.
    d. Químicos.

**5. Indique cuál de los siguientes riesgos no es un acto relacionado con los riesgos entrópicos.**

    a. Riesgos sanitarios.
    b. Riesgos sociales.
    c. Riesgos por transportes.
    d. Riesgos por suministro de aguas

**6. Indique la afirmación incorrecta con respecto al índice de riesgo:**

    a. Nunca relaciona vulnerabilidad y amenaza.
    b. Se debe tener en cuenta la exposición de la población al riesgo.
    c. Conlleva procesos de prevención.
    d. Se lleva a cabo realizando un análisis histórico.

**7. Complete el siguiente esquema:**

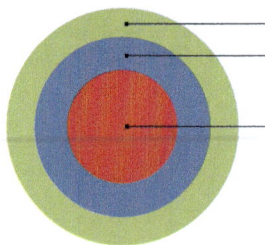

8. Cuando se dice que un índice de probabilidad de un riesgo tiene una frecuencia de menos de 5 años, se señala que tiene un nivel...

    a. ... 4.
    b. ... 3.
    c. ... 2.
    d. ... 0.

9. ¿Cuáles de los siguientes medios no es una vía de comunicación en los mapas de riesgo?

    a. Avioneta.
    b. Camión.
    c. Lancha.
    d. Radio.

10. De los diferentes aspectos sobre la ubicación en el plano de riesgo, ¿cuál es el falso?

    a. Localización.
    b. Escalas.
    c. Coordenadas.
    d. Las vías de acceso.

11. Indique la afirmación falsa con respecto al área de intervención.

    a. En ella actúan diferentes grupos.
    b. Es un área muy peligrosa.
    c. No debe ser evacuada.
    d. Hay que controlar las entradas y salidas.

12. ¿Qué profesional de los siguientes que se mencionan no pertenece al grupo del personal técnico?

    a. Sismólogos.
    b. Psicólogos.
    c. Grupo de reconocimiento aéreo.
    d. Biólogo.

### 13. ¿Cuál no es un tipo de medio?

 a. Medios propios.
 b. Medios ajenos.
 c. Medios concertados.
 d. Medios naturales.

### 14. Relacione los siguientes elementos:

 a. Señal que indica obligación.
 b. Señal que indica información.
 c. Señal que indica restricción.

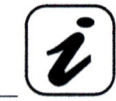

\_\_

\_\_

\_\_

### 15. El reciclaje pertenece al tipo de infraestructura...

 a. ... de usos.
 b. ... hidráulica.
 c. ... de telecomunicaciones.
 d. ... energética.

Capítulo 3

# Activación del plan de emergencias

# Contenido

# 1. Introducción

En el momento en el que ocurre un desastre se necesita la activación del plan de emergencias. Este plan se debe haber elaborado con anterioridad y su puesta en marcha será la primera fase del plan.

Se debe justificar la activación del plan, además de recoger información sobre el incidente. Esta información debe ser escogida de diferentes fuentes, y clasificada, analizada y utilizada para avisar sobre el proceso a la población.

La información que se da a la población debe ser minuciosa y tiene determinadas características.

Existen diferentes niveles y fases de activación del plan, y cada uno de ellos dará información sobre las características de la emergencia. La responsabilidad de su activación y los mecanismos de toma de decisiones pertenecen al director del plan. Por otra parte, los simulacros son la mejor forma de asegurar el buen desarrollo del plan de actuación.

# 2. Fase de recogida de información

La humanidad ha necesitado crear mecanismos para comunicarse según ha ido evolucionando. En un principio, ante un desastre, el hombre solo poseía instrumentos sobre el medioambiente, lo que le proporcionaba una información básica para la protección y el bienestar de la comunidad.

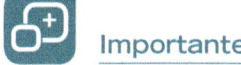 Importante

La transmisión de la información en situaciones de crisis puede hacerse a través de los tres medios habituales: la prensa escrita, la radio y la televisión; lo que no excluye el empleo de otras tecnologías como internet.

Hoy día, en medio de muchísimos cambios, se tiene la necesidad de estar mejor informados ya que la sociedad cada vez es más cosmopolita, y los desastres al otro lado del mundo, más tarde o más temprano, acaban por afectar a todos.

En una situación de peligro, riesgo o catástrofe la activación del plan deberá ser una decisión que tomen los responsables del plan de actuación. Estos responsables deben recibir toda la información posible sobre el hecho que ha tenido lugar, ya que la consecución de los objetivos depende de las decisiones que se tomen en las primeras fases del suceso.

## 2.1. Características de la información

En primer lugar, se va a estudiar cuáles son las particularidades, características y funciones que va a tener la información en su fase de recogida. Cuando se recaba información no se hace de forma desordenada y desequilibrada, sino tomando como dirección unas informaciones que aporten los datos que realmente son de interés.

La información que se va a recibir y enviar debe tener unas particularidades muy determinadas. Estas son:

- La información debe ser lo más exacta, completa y fiable posible. Si es factible, toda la información se dará de primera mano desde el lugar del accidente, y será aportada por las personas que sobre el terreno estén actuando.
- Será necesario obtener información de los asesores de cada una de las especialidades; es decir, conocer las opiniones de los profesionales que actúan aconsejando al director del plan y que señalan cuál debe ser la actuación, cómo afrontar la situación y el proceso de rehabilitación.
- Cuando se tengan todos los datos referentes al accidente, se deberán analizar de tal forma que se pueda evaluar la actuación, evitando que alguna parte de los datos que se debe tener en cuenta quede sin analizar o valorar.

Toda la información de lo ocurrido debe ser recogida de diferentes fuentes, se debe analizar, darle un sentido y se debe elaborar y unir para formar un conjunto, y de ahí se traslada a la población, que es la que debe recibir esa información. Así la población será avisada de los posibles riesgos que puede sufrir y las medidas de protección que tendrá que poner en práctica.

La información que se reciba tendrá diferentes funciones:

- Con ella se elaborarán informes de la situación que se está viviendo para colaborar en los procesos de elaboración de propuestas de proyectos y documentos técnicos.
- Se coordinarán las acciones de distribución adecuada y eficiente de la información.
- Se coordinarán las acciones de intercambio de la información con las diferentes organizaciones nacionales e internacionales que participan o tengan especial interés en estar informadas.
- Se pasará a la recopilación, organización y activación de los informes u otras informaciones técnicas o científicas sobre la emergencia o desastre.

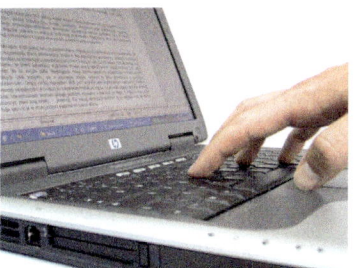

*Los medios de comunicación han evolucionado en la historia y hoy en día ayudan a conocer las noticias al momento.*

La información que se recoja tiene que poseer una serie de características para que los datos recopilados sean de utilidad en el desarrollo del plan. Estos datos serían:

- **Desastre:** se debe dar información sobre qué tipo de desastre ha tenido lugar, sus características básicas y la descripción precisa del aconte-cimiento.
- **Lugar:** se debe concretar con toda la precisión posible el lugar donde se ha desarrollado el desastre, así como el área que ocupa; es decir, el área de actuación del plan de riesgos.

- **Fecha y hora:** se debe conocer la hora exacta en la que ocurrió el desastre y la fecha.
- **Efectos:** se recogerá información sobre los efectos del desastre, que pueden ser sobre personas, viviendas, infraestructuras, daños naturales y posibles pérdidas económicas.
- **Materiales:** medios y recursos que se están usando durante la actividad y los que se deberán utilizar en el desarrollo del plan.
- **Personal:** se debe conocer el personal que está actuando en la zona, en los grupos de salvamento, equipo técnico, director, asesores, etc.
- **Actuación:** se deberá informar de las actuaciones que están teniendo lugar en el desarrollo del plan de actuación. Se deberá reflejar en qué momento se realiza cada una, quién ordena la actuación y qué personal lo realiza.

## 2.2. Gestión de la información

Una vez se ha analizado cómo debe ser la información, hay que conocer cómo gestionarla. La gestión de la información debe tener unas pautas muy determinadas. Estas son las siguientes:

- Las acciones relacionadas con la información no deben ser aisladas sino que tienen que formar parte de un proceso de planificación de diseño y ejecución, vinculado con planes y estrategias.
- El equipo encargado de transmitir la información debe ser cualificado, mostrando un comportamiento activo, transparente y participativo. La información debe tener un sentido transversal; es decir, deben incluirse en ella todas las actividades que realicen los diferentes profesionales que participan en el desastre.
- Por último, es importante la coordinación de todos los trabajadores, de esta manera se entenderá mejor el alcance y la dinámica del desastre, para así prestar un mejor servicio.

Con el tiempo se ha demostrado la importancia de las comunicaciones en el desarrollo de las actividades de protección ante desastres. En estos casos, la comunicación debe ser directa, es decir, se debe dar de forma directa entre dos personas, como la comunicación entre miembros del equipo o de estos con el equipo de coordinación. Pero, aunque el sistema de comunicación directo sea el más apropiado, se hace necesaria la creación de informes, que recreen todos los mensajes que están llegando hasta los cargos encargados de la toma de decisiones.

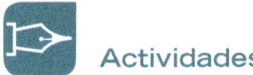

## Actividades

1. Señalar qué funciones debe tener el proceso de información. Intentar poner ejemplos de cada una de ellas.

Estos informes son de utilidad variable. En primer lugar, supone un formato por escrito de todo lo acontecido en la zona catastrófica, dando información sobre su inicio y evolución. Los gestores del caso usarán estos informes para diferentes actividades, como son:

- La toma de decisiones.
- La realización de un registro de daños.
- Las responsabilidades de cada uno de los grupos.
- Las estadísticas sobre los efectos del desastre.
- La prevención del desastre y los recursos que se necesitan.
- La elaboración de la información que será transmitida a la población.

En el esquema de la organización de la comunicación aparece la figura del gabinete de información. Esta es una estructura encargada de recabar, elaborar, difundir y distribuir toda la información que se va generando según se desarrolle la emergencia. Este gabinete depende directamente del director del plan, y solamente este gabinete está autorizado a dar algún tipo de información. Todo pasa por este gabinete, así se asegura que la información sea fiable y contrastada.

El gabinete de información estará situado según la designación del director del plan y tendrá un soporte técnico adecuado para que realice de forma eficaz sus funciones. Estas funciones son las siguientes:

- Publicar las decisiones y orientaciones que establece el director del plan para que lleguen a todos los profesionales que participan.
- Centralizar la información, coordinarla y prepararla para facilitarla a los medios de comunicación social.
- Obtener y centralizar la información sobre los posibles afectados o heridos, facilitando contactos familiares y la localización de personas.
- Establecer y organizar los contactos con los diferentes grupos de actuación, quienes solo tendrán comunicación directa con el gabinete.
- Dirigir la intervención de las autoridades para informar a la opinión pública.
- Elaborar los avisos a la población para que adopten, en caso necesario, las medidas de protección oportunas. Para ello podrá usar diferentes medios, como la radio, megafonía, sirenas, etc.

Una vez se hayan recogido todos los datos, se harán llegar a todo el personal, por medio del gabinete de información. Este recogerá la información, la codificará, resumirá y elaborará, para enviarla por diferentes medios a todos los profesionales que participen.

## Importante

El gabinete de información es la estructura oficial encargada de recabar, elaborar, difundir y distribuir la información generada por la emergencia; y depende directamente del director del plan de emergencias.

## Actividades

2. Señalar cuáles son las funciones del gabinete de información.

# 3. Organización de la información

Una vez se ha recopilado toda la información, se ha estudiado y analizado, se debe proceder a la organización de esta. Con el proceso de organización se consigue ordenar la información para que sea más fácil de utilizar, ayudando su transmisión a una mejor toma de decisiones.

La forma en la que la información se puede ordenar es muy variada. Existen diversos formatos para la organización de la información, pero en este caso es más interesante agruparla en una clasificación de los diferentes procesos que han tenido lugar. Estos serían:

- **Informaciones del origen:** en este nivel se organiza todo lo referente al origen del desastre. Como ya se ha comentado, antes de que el evento ocurra hay información sobre desastres pasados, factores de riesgo, etc. Toda esta información se organizaría en este nivel para futuros desastres. Además de la prevención, también se organizaría la información referente al origen del desastre en sí; es decir, qué actividad o accidente provocó el desastre, dónde fue su localización, tiempo exacto y las primeras medidas que se toman al respecto.
- **Informaciones de actuación:** en este apartado se deben diferenciar distintos grupos a tener en cuenta:

    - **Población:** se recoge información sobre las características de la población de la zona afectada. Se incluye información sobre su número, sexos, edades, ocupaciones, etc.
    - **Infraestructuras:** esta información permite conocer el estado de las carreteras, puentes, viviendas, negocios, medio natural y las redes de comunicación, así como las medidas de reestructuración que se han realizado desde que comenzó el desastre. La información que recoge el estado de los servicios públicos, como alcantarillado, luz, agua potable, etc., también estaría en este grupo.
    - **Recursos:** se debe conocer la información referente a todos los medios y recursos de los que se dispone, cuáles se han movilizado y cuáles no. Ofrece además información sobre la disponibilidad de hospitales, centros sanitarios, albergues, hoteles, etc.

- **Información sobre los daños:** se organiza la información en torno a todos los efectos que ha tenido el desastre sobre la infraestructura y la población de la zona, como:

  - Los daños referentes a las viviendas, medios de transporte, naturaleza, comunicaciones, daños nucleares, etc.
  - La información de los daños sobre la población será en torno a los datos relevantes sobre los enfermos, heridos, víctimas, así como al número de fallecidos o desaparecidos que se han producido tras el desastre. También se acumularía la información sobre los riesgos de infecciones y pandemias que pueden tener lugar por la acumulación de cadáveres.

En este nivel, se debería comentar la información relevante al sistema de rehabilitación de la zona, cómo se lleva acabo y su evolución en el tiempo.La información, una vez organizada, se almacena de diferentes formas: de forma gráfica, mediante informes escritos en papel o de forma electrónica.

De esta manera, puede ser utilizada en cualquier momento para dar solución a los diferentes problemas que pueden aparecer en el desarrollo del plan de emergencias.

## Recuerde

El aumento de personas afectadas por desastres naturales desde principios del siglo XXI es alarmante. Según el informe del Centro de Estudios sobre el Riesgo y la Emergencia (CREO), desde 2000 hasta 2022, se han registrado más de 3.500 desastres naturales que han causado la muerte de aproximadamente 600.000 personas y han afectado a más de 2.000 millones de individuos en todo el mundo.

Estos datos reflejan un incremento significativo en la frecuencia e impacto de los eventos extremos, subrayando la necesidad urgente de mejorar la preparación y la resiliencia frente a los desastres.

## 3.1. Fuentes de información

La información se recoge gracias a diferentes fuentes que dan datos sobre el origen, evolución y efectos de un desastre, y se puede obtener de muchas instituciones, personas, profesionales, etc. Las principales fuentes de información ante una catástrofe son las siguientes:

- Algunas de las principales fuentes de información serán aquellas que aportan datos sobre las amenazas, como son:

  - **Dirección meteorológica:** es la fuente oficial de toda la información en los cambios climatológicos que pueden afectar al desarrollo del plan de actuación, aunque toda esta información está condicionada por la estación del año en la que tenga lugar el desastre; por ejemplo, será importante saber lo seco que estará el ambiente en verano y la probabilidad de lluvias o nevadas en invierno.
  - **Servicio de geología:** encargados de difundir mapas geoambientales y de peligro geológico, que permitan identificar situaciones de riesgo natural o ambiental. Este servicio dará información sobre volcanes, movimientos de tierra, inundaciones y estudios geotécnicos básicos.
  - **Servicio de sismología:** aporta información sobre la sismología de cada país, y tiene dos usos específicos: localización del seísmo y como antecedente para la elaboración de normas relativas a la construcción.
  - **Servicio hidrográfico y oceanográfico:** ayuda a determinar los niveles máximos de inundación que pueden sufrir las costas, estado de embalses, cauces de ríos y la actividad marítima. También dará información pertinente de los riesgos que se pueden acumular y que faciliten un desastre de tipo hidrológico.

- Las personas que colaboran in situ en la zona de actuación del desastre, como los bomberos, equipos sanitarios, policías y equipos de rescate, son otra fuente de información importante. La información que aportan es de crucial interés por ser de primera mano, objetiva y la que da los datos más fiables sobre la evolución del plan.
- El gabinete de información, aparte de ser una fuente para políticos, medios de comunicación, etc., también es un receptor de información

en líneas generales, de todos los puntos, y coordina toda la información que se recibe y se distribuye.

- Las autoridades, tanto municipales como autonómicas y estatales, serán las encargadas de aportar información sobre todo en el aspecto de valoración de daños, ya que son las principales conocedoras del estado real que tenía la comunidad antes del desastre.

- En caso de que el desastre sea de origen industrial o antropogénico, serán esas mismas industrias y los responsables de ellas los encargados de aportar información sobre el tipo de desastre y los riesgos que este conlleva; por ejemplo, la fusión del núcleo de una central nuclear tendrá importantes consecuencias en el medio por la radioactividad, y para realizar el cálculo de los daños se deberán conocer esos datos.

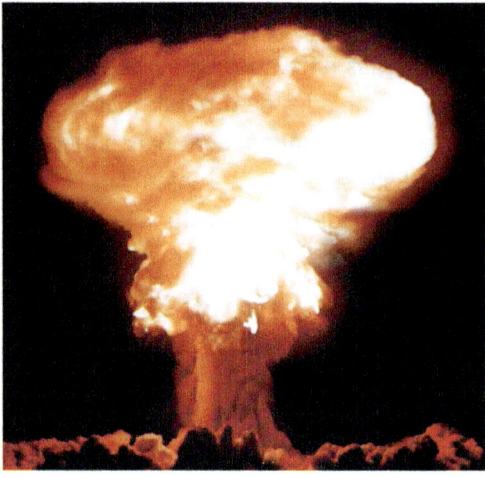

*Se necesita información muy fiable de los desastres nucleares, ya que su repercusión es catastrófica en la mayoría de los casos.*

- Las personas que viven o trabajan en la zona y han sufrido de primera mano el desastre son los testigos presenciales del hecho, y ellos pueden informar de forma tanto objetiva como subjetiva del inicio, evolución y consecuencias del suceso.

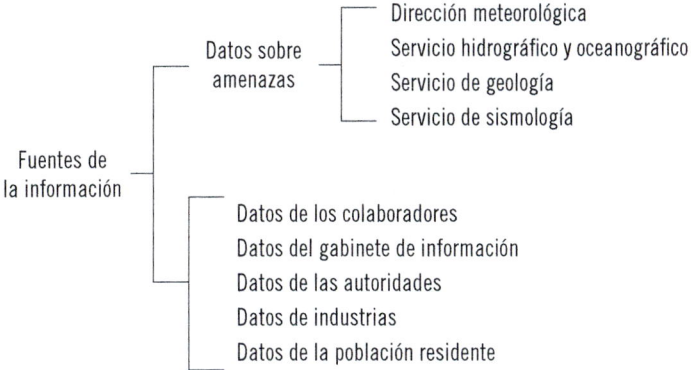

La recogida de información se realizará de diferentes formas: mediante entrevistas directas, información fotográfica o audiovisual, observación directa por los profesionales que actúan, ya sea a pie o en helicóptero, etc. Con toda esta información se realizarán los informes que ayudarán a la toma de decisiones con respecto al plan de actuación.

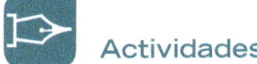 Actividades

3. Realizar un resumen de todos los tipos de fuentes de información, poniendo un ejemplo de profesionales o personas que participen en los mismos.

## 3.2. Análisis de la información

La información recibida por todas las fuentes, debidamente clasificada, debe ser analizada, para así ser de utilidad para los profesionales y dar respuestas a los diferentes problemas que se pueden producir y el seguimiento de la evolución del plan. En la fase del análisis de la información se deben tener en cuenta diferentes factores; es decir, la información con la que se está trabajando debe tener algunos requisitos. Estos son los siguientes:

- Determinar si la información es fiable.
- Conocer el origen de la información recibida.
- Asegurarse de las fechas y horas en las que se recibió la información.
- Analizar la importancia de su divulgación.
- Asegurarse de que el proceso de recogida y clasificación ha sido el adecuado.

Una vez se toma constancia de que la información cumple los requisitos anteriores, se debe plantear cuáles son los hechos y actividades que se deben analizar, basándose en diferentes aspectos. Estos son:

- El alcance que ha tenido el desastre, es decir, el área que se ha visto afectada y las personas, así como el lugar exacto del mismo.
- La descripción del hecho en sí. Es necesario identificar los orígenes del accidente para así conocer qué tipo de desastre ha tenido lugar.
- Las medidas que se han tomado en primer lugar y en todo el desarrollo del plan de actuación.
- La magnitud del accidente, los medios que se han visto afectados, infraestructuras y medios naturales.

El primer paso del análisis de la información se basaría en comparar los datos que se tienen de forma previa sobre la zona, junto con la información que procede de las áreas de actuación. Esta comparación tiene la finalidad de definir cuál es el área afectada y el registro del impacto ocasionado, y será de ayuda para el análisis de las necesidades tanto básicas como secundarias.

La primera acción del análisis sería comprobar la necesidad que existe de determinadas actuaciones y movilizaciones de medios y personas. Seguidamente se realizará la identificación de los medios locales que se poseen. Si estos no fuesen suficientes se tendría que encontrar medios en la región, provincia o el Estado, dependiendo de las necesidades que se tuviesen que cubrir.

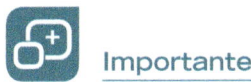

## Importante

No sirve de nada recopilar, clasificar y buscar fuentes de información si después no se realiza un análisis de la misma, es decir, se le da utilidad práctica a esa información.

El análisis de la información tendrá en cuenta, de forma clara y ordenada, tanto las necesidades inmediatas como las correspondientes a la fase de rehabilitación. De esta forma, se podrán establecer prioridades a la hora de organizar la ayuda más urgente.

De forma paralela, se debe realizar la cuantificación del impacto que el desastre está teniendo, evaluando las pérdidas que se están produciendo. Estas pérdidas se pueden dividir en varios subgrupos de tal forma que se tenga un reflejo real de los daños que se están produciendo. Para esa cuantificación de daños hay que basarse en diferentes puntos:

- Pérdidas en infraestructura.
- Impacto ecológico.
- Pérdidas personales.
- Impacto socioeconómico del desastre.
- Repercusiones sanitarias.
- Repercusiones organizativas y políticas.

Para la realización de un buen análisis de la información hay que asegurarse de que esta es certera, y saber qué acontecimientos del desarrollo del plan se deben analizar, y realizar un estudio de los daños que se están produciendo. Con todo ello se logrará un análisis de la información recibida.

El análisis de la información aportará diferentes datos en lo que respecta a la toma de decisiones en el desarrollo del plan de actuación. Estos serían los siguientes:

- Situación real que se está viviendo.
- Disponibilidad que se tiene de los recursos de la zona.
- Necesidad de apoyo de la comunidad, el Gobierno y las instituciones.
- Identificación de los problemas del entorno que pueden afectar al desarrollo del plan.
- Prioridades en la solución de problemas.
- Organizar los grupos de trabajo (profesionales, técnicos y equipos de rescate).
- Diseño de obras provisionales y definitivas, con el fin de mitigar los daños y evitar su repetición en el futuro.

Una vez que se ha analizado la información debe ser difundida por los diferentes grupos de intervención. Esta presentará unas características determinadas dependiendo de cuáles sean las funciones específicas que deba hacer.

## 4. Información a la población

Con respecto a la información que se da a la población se debe mantener un constante desarrollo de las técnicas de comunicación. Hay al menos treinta y cinco disciplinas implicadas en el estudio de la gestión y prevención de riesgos, cuya constante evolución ha producido importantes beneficios, con una información adecuada que minimiza los riesgos en emergencias, aumentando así la satisfacción de la población, facilitando la atención que se presta en las situaciones de emergencia. Si el acto en sí afecta a muchas personas se puede decir que el beneficio percibido (por los usuarios) y real (demostrado con datos objetivos) será mayor.

La información que se dé a la población que se vea afectada por el desastre deberá dar máxima importancia a la exposición a los posibles efectos del accidente que ha tenido lugar o que puede ocurrir. La información que se dé tiene que ser clara, concisa y presentada de forma que sea compresible para todas las personas a las que va dirigida. Se debe tener en cuenta que la información que se da a la población debe ser referente a informar del hecho que ha ocurrido, las medidas que se están tomando y las actuaciones que la población debe llevar a cabo para su protección. Si esta información se da mal o de forma poco comprensible, podría provocar cuadros de pánico en la población.

Por ello, el manejo de la información tiene una importancia tan grande en el desarrollo de las actuaciones, ya que no hay que olvidar que lo más importante son la personas.

## 4.1. Objetivos

Se podría decir que existen dos tipos de comunicación: preventiva y en emergencias. Ambas son igual de importantes, ya que lo básico de todo el plan es la prevención. Estos dos tipos de comunicación se explican a continuación:

- **Comunicación preventiva.** Es un medio de comunicación más abierto, y se puede realizar en cualquier momento, siempre y cuando se haga antes de que ocurra el desastre y se pueda realizar un calendario flexible para dar estos mensajes. Se caracteriza por perseguir los siguientes objetivos:

  - Transferir una información.
  - Será usada para formar a la población ante problemas que le pueda afectar directamente.
  - Se ayudará a la población a fijar conocimientos y conceptos que le puedan resultar de utilidad en situaciones de emergencia.

- **Comunicación en emergencias.** Está sujeta al desarrollo que se producen en una situación de emergencias. La información estará determinada por las actuaciones de las personas que trabajan en el plan de actuación, como los policías, bomberos, etc. Se caracteriza por tener los siguientes objetivos:

  - Se moviliza a la población de forma completa.
  - Emite la información sobre cómo se debe comportar la población en las situaciones de riesgo determinadas.
  - Recordar la información que se dan en la comunicación preventiva.

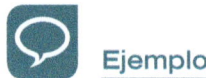

## Ejemplo

En una comunicación de emergencia, se diría que el volcán cercano está en erupción, y hay que evacuar la zona de una forma determinada, según indiquen los cuerpos del Estado. En una comunicación de prevención se informará de las características por las que se produce la erupción de un volcán y cómo reaccionar en los primeros momentos.

De forma general, los objetivos de la información que se da a la población serían:

- Poner en conocimiento de la población que se ha producido un desastre.
- Informar a la población sobre el lugar exacto y la hora en que ocurrió el desastre.
- Avisar a la personas de los riesgos secundarios del desastre o catástrofe.
- Mantener a la población informada en todo momento de la evolución del plan de actuación que se esté llevando a cabo.
- Informar de forma preventiva, es decir, antes de que ocurra el desastre, de las medidas que se deben tomar, la actuación y los posibles riesgos que puede conllevar.
- Orientar a la población sobre las actuaciones que se deben llevar a cabo en el proceso; por ejemplo, si se pone en marcha el proceso de evacuación de una zona.
- Poner en conocimiento de las personas afectadas las zonas de socorro y los medios de rescate de los que se dispone.
- Proporcionar a la población formas de contacto, como teléfonos, fax, páginas web, etc., donde poder encontrar información de familiares, desaparecidos o avisar de una situación de emergencias aislada.

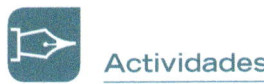

## Actividades

4. Describir la diferencia entre la comunicación preventiva y la de emergencias.

## 4.2. Medios

A la hora de trasmitir la información, el Estado o la región debe poner un sistema de comunicación eficaz con el fin de que el mensaje llegue de la forma más rápida posible y eficiente.

En la fase en la que se ofrecen mensajes preventivos, los medios de los que se dispone deben ser los más idóneos para que sean aceptados por la población; y no tiene por qué tener un tiempo determinado la práctica de la prevención. Un ejemplo de estos mensajes serían los anuncios televisivos que ofrece la Dirección General de Tráfico en la prevención de accidentes, o en forma de charlas organizadas de manera provincial o comarcal en cuanto a los desastres que se pueden producir en una zona determinada o región.

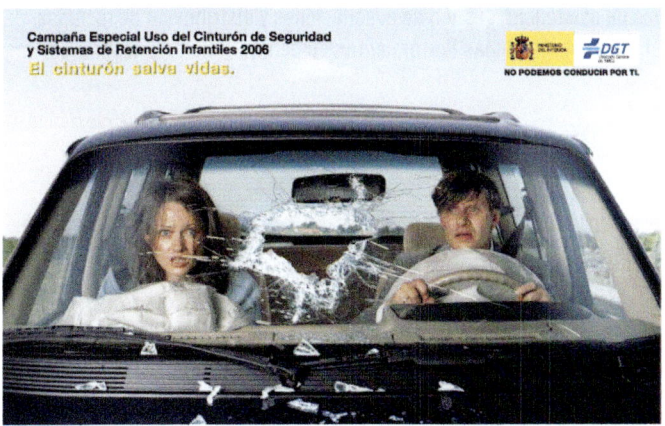

*Los anuncios de prevención de accidentes de tráfico son uno de los medios de comunicación preventiva más extendidos.*

En cuanto a la información en caso de desastre, los medios más utilizados suelen ser la televisión, la radio, la telefonía, impresos, radioaficionados, vía satélite, internet, megafonía, altavoces, etc. Aunque hoy por hoy son la televisión, internet y la telefonía, sobre todo el móvil, los que están dando los mejores resultados en la prevención e información sobre un desastre.

En el campo audiovisual se da la característica de que casi todos los medios de información tratan los desastres en forma de noticias. Luego, en este sentido, se deben tener reticencias, dado que el mundo del periodismo puede llegar a tratar con poca objetividad el hecho que ocurra, dando más importancia a los casos personales en los que haya habido afectados, que a la realidad del desastre; aunque no siempre es así, brindando en muchos casos una información muy rápida y específica de lo que ha ocurrido, y de cómo se estén desarrollando los hechos.

## Sabía que...

Gracias a la difusión a través de medios de comunicación y redes sociales, se movilizaron más de 1.500 voluntarios para asistir en las labores de ayuda y recuperación durante el desastre de la erupción del volcán Cumbre Vieja en La Palma, en 2021. La cobertura mediática y la coordinación a través de plataformas digitales fueron esenciales para organizar los esfuerzos de asistencia, gestión de evacuaciones y distribución de recursos, demostrando el papel fundamental de las herramientas modernas en la respuesta a emergencias.

Ayuda además a que las personas se conciencien de lo que ha ocurrido en un lugar lejano, y que puede afectar de forma indirecta a ellas. También es de utilidad en determinados casos, para la captación de voluntarios que se pueden desplazar a la zona.

La telefonía, como se ha comentado, es la pieza más importante a la hora de la comunicación, ya que es el medio más directo y personal de comunicarse. Existen hoy por hoy dos variantes a tener en cuenta, la telefonía móvil y la fija. Hay entre ellas una serie de ventajas e inconvenientes:

| SISTEMAS | VENTAJAS | INCONVENIENTES |
|---|---|---|
| COMUNICACIÓN FIJA | - Cobertura total.<br>- Privacidad y confidencialidad.<br>- Energía para su uso ilimitada. | - Mantenimiento más caro.<br>- Rotura de las líneas por el desastre.<br>- Un solo receptor.<br>- Problemas de saturación de las vías. |
| COMUNICACIÓN MOVIL | - Costes bajos.<br>- Múltiples receptores.<br>- Es difícil la saturación.<br>- Más movilidad. | - Cobertura restringida.<br>- Batería limitada.<br>- Interferencias, ruidos y posibles escuchas. |

Respecto a la comunicación por Internet o en red, se puede decir que la evolución de estos sistemas de comunicación ha llegado y también en los casos de emergencias o desastres. Existen a disposición de la población numerosas web, que aportan diferentes informaciones. Se puede encontrar en ellas desde cómo realizar un plan de actuación familiar a consejos prácticos de qué productos se deben tener almacenados en caso de emergencia permanente, hacia dónde hay que huir y qué aparatos se deben mantener encendidos y cuáles no. Incluso existen páginas web infantiles, para que los niños aprendan diferentes formas de actuación y prevención.

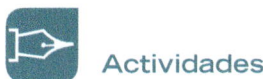 Actividades

5. Buscar páginas web en las que se den consejos de cómo realizar una evacuación o cómo reaccionar ante un terremoto.

## 4.3. Contenido de la información

La información en una emergencia, por un desastre o catástrofe, toma una nueva importancia en su campo, ya que gracias a esta se pueden salvar vidas, bienes materiales y el medioambiente. Si el mensaje es adecuado se minimizan las pérdidas en todos los niveles, evitándose muertes y daños de valor incalculable.

Los mensajes deben tener un contenido determinado y con unas características. Estas son las siguientes:

- **Claridad:** el mensaje debe ser claro, para que toda la población lo entienda, independientemente de su nivel intelectual. En ocasiones, se debe dar el mensaje en varios idiomas, con intérpretes para los sordos o para personas con algún tipo de discapacidad.
- **Concreción:** la información debe ser esencial, sin muchos detalles innecesarios que solo van a provocar dudas en los ciudadanos.
- **Contundencia:** se debe explicar de forma resumida lo que ha ocurrido y por qué se debe hacer lo que se dice. Muchas personas desconfiarían si no saben el motivo de hacer lo que se les pide, y no lo harían.
- **Sin prisas:** dedicar unos minutos a elaborar la información, debiendo tener una buena planificación y una secuencia clara.
- **Comprensible:** se debe tener una forma de expresar la información sin tecnicismos, ya que muchas personas no entienden determinados conceptos, y adaptar el lenguaje a las personas a las que se va a dirigir el mensaje.
- **Coordinación:** debe haber un acuerdo previo entre las diferentes instituciones, y todas deben decir lo mismo, si no llevarían a la población a un error.

También sería importante hacer una concreción sobre las pautas de información, para elaborar mensajes que tengan un efecto positivo sobre la población. Tal y como se ha comentado, un mensaje mal redactado o que simplemente no siga estas pautas puede llevar a la población a un estado de pánico. Estas pautas serían las siguientes:

- Se debe iniciar el mensaje comentando quién está dando ese mensaje y qué institución o entidad lo está haciendo.
- Se señalará la gravedad de la emergencia, dando los detalles mínimos para que todos entiendan las consecuencias del desastre, pero sin dar una información excesiva.

- Describir brevemente lo que ha ocurrido, dónde, cuándo, afectados, etc.
- Explicar qué medidas se están llevando a cabo para controlar la situación. Esto facilita que la población se tranquilice y lo tome como una percepción real.
- Describir las medidas o recomendaciones que se deben adoptar en el caso específico de la emergencia. Se realizará de manera preventiva o paliativa. Se prepara así a la población para que sepa lo que tiene que hacer.
- La información se actualizará de forma periódica, y cada cierto tiempo se dará un mensaje. Este tiempo se irá alargando según vaya resolviéndose la situación.
- Ofrecer información complementaria; por ejemplo, cómo acceder al servicio de salud o cómo buscar a un familiar.
- Los mensajes no debe durar más de cinco minutos, para no mantener las líneas ocupadas mucho tiempo. Se recomienda, no obstante, que no dure más de tres minutos, ya que a partir de este periodo de tiempo se comienza a tener falta de atención y no se escucharía el final del mensaje.
- La información debe ser homogénea y objetiva a toda la población, y, sobre todo, neutral. No se deben buscar culpables antes de tiempo.
- La información debe ser elaborada por los comités de emergencia. De esta forma se revisa por expertos en las diferentes áreas. Si el mensaje tiene una fuente auténtica, suele ser más creíble.

En algunos tipos de emergencias, y siempre que se posea telefonía móvil, se podrá habilitar un mensaje de texto que contenga información actualizada sobre el estado de la emergencia. Se debería actualizar periódicamente y así las personas tendrían información por escrito y podrían volver a consultarla siempre que quieran, e incluso reenviarla a otros teléfonos móviles.

**Mensajes a la población afectada por la emergencia**

(Altavoz de un centro comercial). Atención señores clientes.

Les habla la Dirección del centro comercial **XXX**. Se ha producido el desplome de una de las alas de nuestro edificio y hay un incendio en la planta 5. La situación está siendo controlada y se están desplazando a este lugar recursos de seguridad suficientes.

Por su seguridad, vamos a proceder a la evacuación del edificio. Diríjase a la puerta más próxima marcada con una luz roja, de manera ordenada, y nuestros empleados le indicarán el camino de salida.

Cuando esté fuera del edificio vaya a la calle **YYY** donde hay instalada una carpa donde tomarán sus datos y podrán ayudarle en lo que usted necesite.

(Mensaje del teléfono de información del 112). Ha llamado al teléfono de información especial habilitado por la Dirección del Centro de Coordinación de emergencias del 112 de ***.

Se ha producido un vertido tóxico de Plomo al río ***, como consecuencia del mismo el agua corriente está contaminada. La situación es grave.

Las autoridades competentes están avisadas y están realizando acciones para garantizar el consumo saludable de agua en el menor tiempo posible.

No abra el grifo de su domicilio, use agua embotellada para beber y cocinar, vigile que niños y personas mayores sigan estas recomendaciones.

Si ya ha consumido agua del grifo o la ha usado para ducharse o beber y nota los siguientes síntomas: dolor de cabeza, picores en la piel, malestar gástrico... llame al 112 o espere el final de esta locución y un operador sanitario le atenderá.

Esta información se actualiza cada 30 minutos, la última se ha producido a las 22:10 horas.

*Este es un ejemplo de aviso real de una emergencia.*

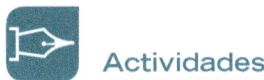

## Actividades

6. Buscar las características que se han comentado anteriormente en el ejemplo de mensaje real de una emergencia de la imagen anterior.

---

Una de las peores consecuencias de dar mal un mensaje en una situación catastrófica es la aparición de rumores. Estos son versiones erróneas de lo que ha pasado y de las medidas que se deben tomar, por haber recibido mal el mensaje o haber un error en este.

## Nota

La extensión de internet acompañada de la venta masiva de teléfonos móviles a veces conlleva una mayor generación de rumores.

---

Se caracterizan por que suelen ser negativos, se difunden con mucha rapidez y generan miedo e inseguridad en la población. Por norma general, aparecen cuando se intenta ocultar información a la población o cuando se pretende manipular a la misma.

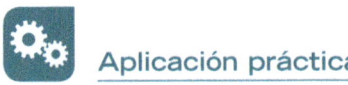

## Aplicación práctica

Se ha producido un escape de gas en una central nuclear. El gas no es letal pero sí peligroso para los asmáticos y personas con problemas respiratorios. El servicio de Protección Civil se pone en contacto con la población para comentarles las medidas que tienen que guardar las personas que viven a 3 km alrededor de la central nuclear, que es la zona que se ha visto afectada. Se recomienda que se cierren las ventanas y las puertas, bloqueándolas con sábanas y mantas, y no salir fuera. También están actuando los bomberos y los técnicos que trabajan en la central nuclear.

Con estos datos, escriba un mensaje de aviso a la población, siguiendo las características que debe tener esta clase de texto.

### SOLUCIÓN

El mensaje se redactaría de la siguiente manera: "Al habla el servicio de Protección Civil. Se ha producido un escape de gas en una central nuclear y el área de afectación del gas es de 3 km alrededor de la central. Aunque el gas no es tóxico, sí podría producir problemas respiratorios, sobre todo en personas asmáticas. Se recomienda cierren bien puertas y ventanas, si puede ser con toallas o sábanas. No salgan de su casa bajo ningún concepto hasta nuevo aviso. Se están tomando las primeras medidas de protección por medio de los bomberos y técnicos que trabajan en la central nuclear. Para contactar con el servicio médico, si procede, llamar al 112. Repetiremos este mensaje cada media hora por diferentes medios".

## 5. Niveles de activación del plan de emergencias

Los planes de emergencia cumplen una función fundamental en el desarrollo y consecución de objetivos en cualquier suceso que ocurra. El inicio del plan se da con el fenómeno de la activación. Para que la activación del plan de actuación se lleve a cabo se requieren algunas fases previas, como son la detección y la notificación. Si no se sabe que ha ocurrido algo, no se podrá actuar ante el hecho.

La detección será el aviso o existencia de un fenómeno desastroso, y por norma general suele iniciarse con el aviso al 112 de una persona afectada, por profesionales forestales o marítimos, mineros, trabajadores de los diferentes gremios, etc.

La notificación consistirá en que una vez se ha recibido el aviso, este llegue a los centros de operaciones, que buscarán las diferentes informaciones primarias del hecho: fecha y hora, origen de la información, contenido literal de la información, efectos ocurridos o previsibles y las instrucciones u observaciones que se deban hacer.

Los niveles de activación del plan de actuación son 3: nivel 1, nivel 2 y nivel 3. Estos niveles se clasifican según los daños que se produzcan sobre los bienes, personas, medioambiente, etc.

## 5.1. Nivel 1

En el nivel 1 se activará el plan en caso de que la emergencia, que previsiblemente por su naturaleza, produzca o haya producido pocos daños significativos.

El plan de emergencias activará en este nivel los servicios de Protección Civil. En determinados sistemas de planificación, también se activará el nivel 1 en algunos eventos a nivel municipal o comarcal. Los planes se activarán siempre por orden del director del plan y el Centro de Coordinación, para que empiecen a actuar los grupos de acción. El nivel 1 de activación supondrá diferentes acciones:

- Se activarán los planes de actuación básicos de protección.
- Se activará el Centro de Coordinación.
- Se activarán también los diferentes grupos que deban actuar en la resolución del accidente que esté teniendo lugar.
- Los responsables de cada uno de los grupos se situarán bajo las órdenes de director del plan de actuación.
- Se constituirá el CECOP (Centro de Coordinación Operativa).
- Se darán los datos sobre el incidente, y se informará a la población sobre aquellos hechos que les pueda ser de interés.
- El servicio del 122 informará sobre los avisos que existan a nivel sanitario y sobre los avisos de los grupos de actuación.

En el nivel 1 como ha visto, se activa todo el plan, aunque los daños y la posible evolución del incidente no sea de mucha gravedad. Por el hecho de que los desastres son imprevisibles, se deberá activar el plan de la misma forma en los diferentes niveles. No se sabe cómo evolucionará el desastre, es decir, se puede pasar de un nivel 2 o 3 con relativa facilidad.

## 5.2. Nivel 2

En el nivel 2 se activará el plan ante emergencias que, previsiblemente, por su evolución y naturaleza producirán o han producido daños considerables sobre personas, bienes o medioambiente.

La activación del plan de actuación en un nivel 2 conllevará una serie de implicaciones que se recogen en este nivel, como son:

- El hecho de que el director declare que la situación requiere la activación del nivel 2 de activación del plan.
- Por la mayor gravedad del incidente, se hace necesario la solicitud de medios más complejos para las actividades que se deben llevar a cabo para la solución del problema.
- Se activarán los Centros de Coordinación a nivel local y provincial. Se constituirá el comité asesor.
- Se informará a la población de más medidas que deben tomar y los datos de información que se deben dar.
- Se coordinará con el 112, para conocer los avisos que se produzcan en la sanidad o los que se produzcan en los equipos de actuación.

El nivel 2 de activación se da en situaciones en las que los daños son mayores o previsiblemente mayores. Por ser estos daños o posibles daños mayores, se hará necesario más medios materiales y humanos para su activación y desarrollo.

## 5.3. Nivel 3

El nivel 3 se activará ante emergencias que previsiblemente por su evolución o naturaleza pueden producir o han producido daños graves en personas, bienes y medioambiente.

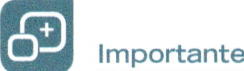 **Importante**

El nivel 3 se activa cuando los daños que ha producido una catástrofe son de mucha gravedad y tiene que intervenir el Estado.

El nivel 3 de activación tiene interés general, es decir, que requiere la participación estatal, dado que los daños que se producen pueden ser de muchísima gravedad.

La activación del nivel 3 de activación conlleva una serie de implicaciones:

- El director del plan debe declarar el nivel 3 de activación.
- El CECOPI (Centro de Coordinación Operativo Integrado) deberá aumentar sus equipamientos para poder gestionar mejor la emergencia que se está tratando.
- Se podrá dar el cambio del mando de la dirección del plan regional a otro representante de los diferentes ministerios. Esta decisión se tomaría dependiendo de la evolución que tuviese la emergencia.
- Los grupos actuarán a las órdenes del director del plan.
- Se informará a la población en todo momento sobre las medidas y los cambios que se produzcan durante el desarrollo de plan.
- Se mantendrá el contacto con el servicio del 112, para obtener información sobre los avisos a servicios médicos o de los grupos que estén participando en el accidente.

El nivel de activación 3 se produce cuando la situación es la más grave que se puede dar en una catástrofe. Su activación indicaría que los daños están siendo muy graves. Dado que en la mayoría de las veces el nivel 3 de activación del plan suele ser en casos de mucha gravedad, en determinadas ocasiones la dirección del plan pasaría a ser del Estado, en vez del nivel municipal o autonómico, ya que tanto los daños personales como económicos son tan grandes que deben ser coordinados por la entidad superior.

## Actividades

7. Realizar un esquema donde se reflejen los diferentes niveles de activación de un plan, e intentar poner un ejemplo de cada uno de ellos.

## 6. Fases de activación del plan de emergencias

La activación del plan de emergencias se produce automáticamente cuando se tiene el conocimiento de que ha ocurrido algún desastre, catástrofe o situación de emergencia grave. Las fases del plan están claramente diferenciadas y se clasifican en: **fase de prealerta, fase de alerta** y **fase de emergencia.**

Además, se reconoce una cuarta fase, anterior a todas, denominada **fase de normalidad o ínter-catástrofe.** Esta fase coincide con el estado de estudio, planificación y gestión del riesgo, y abarca el periodo entre diferentes emergencias o catástrofes.

En esta fase se toman medidas de prevención, preparación y reducción del riesgo. Se caracteriza por el estudio y evaluación de los factores de riesgo, sus causas y efectos; la actualización de inventarios de medios y recursos disponibles; la renovación de la cartografía de riesgos; la adquisición y mantenimiento de equipos y materiales; la implementación de sistemas de información y alerta temprana para la población; y la preparación de la infraestructura sanitaria, asegurando que los hospitales y centros médicos operen de manera eficaz y eficiente ante cualquier eventualidad.

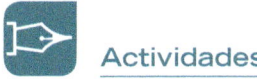

## Actividades

8. Averiguar si es tan importante la buena actuación y organización del plan de emergencias durante la fase activa del proceso como la prevención y previsión antes de que ocurra el accidente, y justificar la respuesta.

### Fase de prealerta

Esta fase se activa cuando se detecta la posibilidad de que ocurra una emergencia o catástrofe. Es una fase de vigilancia y seguimiento, en la que las autoridades competentes monitorean posibles riesgos y amenazas.

Se toman medidas preventivas y se alerta a los órganos de coordinación correspondientes.

No implica necesariamente la movilización de recursos, pero se mantienen en estado de disposición.

### Fase de alerta

La fase de alerta se activa cuando existe una alta probabilidad de que el riesgo detectado se convierta en una emergencia. En esta fase, se intensifican las medidas de vigilancia y se comienza a preparar la movilización de recursos.

Se realizan acciones preparatorias y se informa a las entidades y organismos involucrados en la gestión de la emergencia.

Las autoridades comienzan a coordinarse para actuar en caso de que el riesgo se materialice.

### Fase de emergencia

La fase de emergencia se declara cuando la situación de riesgo se materializa y provoca una emergencia real, como una catástrofe, desastre o incidente grave.

Se activan completamente los recursos y medios disponibles para gestionar la emergencia.

Esta fase incluye la ejecución de planes de acción, la movilización de equipos de intervención y la coordinación operativa entre diferentes entidades y servicios.

En esta fase se trabaja en la mitigación de daños, la protección de la población y la respuesta inmediata a la emergencia.

 Actividades

9. Buscar ejemplos reales de las diferentes fases de activación del plan de emergencias.

## 7. Fase de ejecución

Cuando ocurre el accidente que activa el plan de emergencias, se produce una alteración en las condiciones normales, produciéndose un momento crítico, que comprueba la validez del plan de emergencias.

Los pasos sucesivos entre la activación y el plan de ejecución se producen en una secuencia bien definida:

- Conocimiento del accidente.
- Aviso del accidente por los medios disponibles al Centro de Operaciones.
- Aviso a todas las organizaciones y medios que participan en el desarrollo del plan.

- Alerta a la población.
- Movilización de medios.
- Toma de decisiones sobre las actividades que se deben realizar para la restitución de la normalidad.
- Notificación a todas las entidades relacionadas.

Cada tipo de emergencia tendrá unas intervenciones diferentes, ya sea por sus características o por los factores que desencadenan el desastre, etc. Es importante la coordinación de los sistemas para la mayor fluidez de la actividad. Todas las intervenciones deben estar recogidas en los diferentes procedimientos operativos, que serán conocidos y practicados por todos los profesionales que participen en el plan.

## 7.1. Mecanismos de puesta en alerta

La puesta en marcha del plan se produce por un efecto dominó, desde que se recibe la información hasta que se pone en marcha el desarrollo de los servicios.

En primer lugar, se produce el aviso de una fuente de información determinada. Este es el punto de partida para la activación, el registro de que ha ocurrido un desastre.

Tras ser recibida la información por el centro de urgencias (ya sean, sanitarias, servicio de bomberos, Policía, Protección Civil, etc.), esta pasará a ser tratada en el CECOP, donde se dará a conocer al director de las operaciones o director del plan lo ocurrido y él tomará la decisión de la activación. Dependiendo de la afectación de personas y materiales se activará un tipo de alerta u otro.

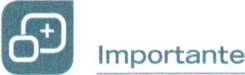 Importante

El director de operaciones tomará la decisión de la activación del plan de emergencias.

El director del plan al aceptar la activación del plan dará orden de que todos los equipos acudan al lugar del desastre para comenzar las primeras medidas de protección de las personas, traslado de sanitarios, llegada de personal de rescate, bomberos, etc. Todos ellos serán avisados para activar el plan, y deben conocer cómo debe ser el desarrollo y las medidas a tomar.

Al activar el plan se debe usar una serie de señales de alarma. Estas serán establecidas por cada centro de operaciones y los medios de los que dispongan. Las señales deben ser claras y conocidas por todos. Los sistemas de alarma deben diferenciarse del resto de sonidos conocidos, para no llevar a la confusión.

Los mecanismos de alarma más usados son: megafonía, sirenas, timbres, campanadas, silbatos, luces y sistemas de alarma para personas con discapacidad.

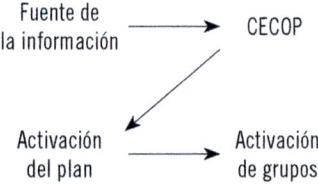

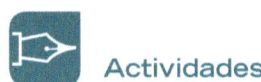

## Actividades

10. Realizar un resumen sobre los mecanismos de puesta en marcha del plan de emergencias.

## 7.2. Proceso de decisión de activación del plan

Cuando se detecta el accidente y se recoge toda la información sobre él, se avisará al director del plan y se le informará sobre lo ocurrido. La decisión de activar el plan dependerá del director o de su suplente en caso que el director se encontrase ausente. Dependiendo de las características del desastre, el director tomará la decisión de activar un nivel o fase diferente.

Los diferentes equipos de acción asumirán sus funciones en las distintas fases y deberán acatar las decisiones del director en todo momento. Estas decisiones se tomarán tanto si se sigue el protocolo de actuación, como si ocurre alguna incidencia que hace que el plan pueda tener variaciones en su desarrollo.

Una vez se ha activado el plan, puede tener dos formas diferentes:

- **Activación parcial:** este tipo de activación se da cuando la actividad que se va a realizar no requiere de la intervención de todos los órganos y grupos operativos que están previstos. Es previsible que se hayan producido daños o que puedan producirse.
- **Activación total:** esta activación se produce cuando se necesitan todos los grupos y órganos que estén previstos. Serán situaciones en las que los daños en bienes y personas sean graves.

## 8. Evaluación, revisión y actualización del plan de emergencias

Al igual que son importantes los métodos de prevención a la hora de realizar un plan de emergencias, también es imprescindible la realización de unos protocolos de evaluación; es decir, poder analizar cómo se ha desarrollado el plan, si se ha hecho con normalidad o ha habido determinadas actividades, cuyos resultados no han sido los esperados. Como ya se ha comentado, el plan debe ser flexible y abierto a los cambios, siempre que sean para mejorar el planteamiento del plan, la consecución de objetivos y la mejora de las actividades que se llevaron a cabo.

La evaluación se dará cuando se produzca la desactivación del plan. Mediante la búsqueda de información, se analizarán de forma ordenada, todos los pasos que se crean convenientes, para así evaluar el plan y conocer su eficiencia real.

En el caso de que la evaluación haya sido negativa o cuando haya algún punto de discordancia, se realizará una revisión de los puntos del plan. Se estudiarán todas las fases, medios, materiales, actividades, etc., para así valorar en qué se puede mejorar.

Una vez se ha realizado la revisión, se pasa al proceso de actualización. Todos los planes deben estar actualizados, haya fallado algo en el desarrollo anterior del plan o no. En todas las situaciones se producen cambios, en los riesgos, en la población, en las situaciones geográficas, infraestructuras, etc. Por ello, la revisión de los planes se hace una tarea rutinaria cada cierto tiempo, para mantenerlos al día de las diferentes variaciones o bien actualizar algo que pertenece al plan, pero que es necesario mejorar.

## 8.1. Mecanismos de revisión del plan

El método más eficaz para revisar y evaluar un plan de emergencias es el monitoreo y evaluación de este. El proceso se puede plantear de cuatro formas diferentes. Estas son:

- **Revisión periódica:** se trata de una revisión que se realiza cada cierto tiempo de forma periódica. Se realiza por las diferentes comisiones de trabajo que participan en el diseño y desarrollo del plan. También se debe realizar el análisis de las amenazas y vulnerabilidades, para indicar su potencial de riesgo y diseñar acciones para mejorarlo.
- **Desempeño real:** en las situaciones reales de activación del plan es donde ciertamente se comprueba la efectividad de este y se da la ocasión de aprender y mejorar los procedimientos para el mejor desempeño en el futuro. Todas las entidades involucradas deben participar en los procesos y revisar y analizar sus experiencias y la eficacia del plan. En estos procesos se deben realizar las reuniones y un informe estandarizado.
- **Simulaciones:** este sistema debería realizarse al menos una vez al año. Con estas simulaciones en forma de ejercicios prácticos se podrá dotar a los profesionales de una experiencia operacional controlada y práctica. Estas simulaciones se pueden realizar haciendo un juego con roles, donde los participantes deben adoptar diferentes roles y verse obligados a resolver distintas situaciones, y tomar decisiones relacionadas.
- **Simulacros:** mediante este sistema se pueden encontrar problemas o la necesidad de cambios en el plan.

Es responsabilidad de las diferentes comisiones que participan en redactar los informes donde se indican los cambios que se deben realizar en el diseño, planificación y puesta en marcha del plan de emergencias.

Estos cambios deben ser publicados, asegurándose de que todos los medios tienen conocimiento de los cambios que se van a producir.

## Importante

Tras la revisión de un plan de emergencias, los cambios que se realicen deben ser publicados para que todos los medios tengan constancia de las modificaciones.

## Actividades

11. Realizar un esquema de los diferentes tipos de evaluación de un plan de riesgo, e intentar poner ejemplos de cada uno de ellos.

## 8.2. Indicadores y puntos críticos del plan

Al realizar el análisis y evaluación del plan se pueden encontrar diferentes acciones que pueden ser modificables. Mediante la evaluación se permite identificar cuáles han sido los fallos o errores que se han cometido.

Los indicadores vienen definidos en el diseño del plan de emergencias, y señalan cómo se debería desarrollar cualquier acción que venga en el plan. Cuando se realiza la evaluación se hace una comparación entre la información que dan los indicadores y cómo se ha desarrollado realmente la actividad, es decir, cómo se debería haber desarrollado la actividad en teoría y cómo lo ha hecho en un caso real.

Si existe una discrepancia entre el indicador y la realidad se puede decir que existe un punto crítico en el plan de emergencias. En estos puntos es donde se debe poner todo el empeño en la fase de actualización.

Los indicadores que se planifican pueden pertenecer a cualquiera de las fases del plan: materiales, recursos, amenazas, factores de riesgo, sistemas de comunicación, medidas de planificación y actuación, comité asesor y director del plan. Todo está expuesto a ser evaluado y, por supuesto, a ser revisado y actualizado.

## 8.3. Simulacros

Tal y como se ha comentado, los simulacros son un mecanismo de revisión del plan de emergencias.

Cuando se habla de simulacro, se hace referencia a actos que recrean situaciones reales, ya sea para recrearlas y prever la situación o para prevenirlas y saber actuar ante ellas.

Los simulacros son una importante herramienta tanto para el aprendizaje como para la evaluación del plan. Por ello, no son situaciones que se deban dejar a la improvisación, sino que deben estar ensayadas y entrenadas.

El objetivo principal del simulacro es comprobar la eficiencia del plan de emergencias, y para ello se comprobará:

- La capacitación del personal.
- El diseño del plan.
- La suficiencia e idoneidad de los medios y recursos.
- La adecuación de los procedimientos de actuación.

Para la planificación del simulacro es necesario seguir una serie de pasos y tener en cuenta ciertas cuestiones. Estas son:

- **Instrucciones previas:** es necesario conocer las características y datos que se describen en el plan de emergencias. Para ello, se entregará la información previa a todos los profesionales, para su estudio y conocimiento.
- **Reunión previa:** todos los grupos se deben reunir de forma previa, para concretar las características de simulacro y hacer una puesta en común de las diferentes actividades que se deben realizar, así como llevar a cabo un estudio de las características de la zona y medios y recursos de los que se dispone.
- **Medios humanos:** el número de profesionales que van a participar en el simulacro debe ser suficiente, para que la recreación sea los más fiable posible. Sus actuaciones también deben ser lo más cercanas a la realidad que se pueda.
- **Fecha y hora:** se debe concretar la fecha y hora de comienzo del simulacro, así como su duración. La periodicidad del simulacro que se recomienda es de una vez al año.
- **Escenario:** hay que especificar el lugar exacto donde se realizará, ya que en determinados casos habrá que cortar el tráfico o utilizar servicios que tienen que desplazarse a la zona del simulacro.
- **Temática:** se debe especificar también la temática del simulacro; es decir, si es un incendio, inundación, accidente múltiple, etc.

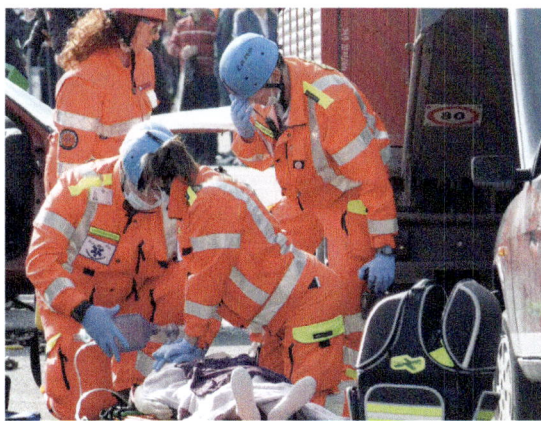

*Se necesita información muy fiable de los desastres nucleares, ya que su repercusión es catastrófica en la mayoría de los casos.*

Una vez que se ha planificado el simulacro de forma previa, se pasa al desarrollo del mismo. Para ello, se debe tener en cuenta una serie de etapas:

- **Elaboración del escenario:** previamente, se deben definir las situaciones que cada profesional va a vivir. Se deberá planear qué órdenes dará el director, en qué lugares se deben colocar, indicar las entradas y salidas y delimitar el área de actuación. También sería necesario instalar el Centro de Operaciones, las áreas de seguridad y las de actuación de los servicios sanitarios y logísticos.
- **Señal de alarma:** con esta señal se da el inicio para que todos los grupos comiencen a actuar en el simulacro.
- **Víctimas:** en el caso de que la emergencia se realice con personas, se debe habilitar una serie de voluntarios que actúen como víctimas que deben ser rescatadas, evacuadas, curadas, etc.
- **Desarrollo del simulacro:** de forma coordinada y bajo la observación de los evaluadores del simulacro, todos los profesionales comienzan a actuar, tanto de forma protocolaria, según el diseño del plan, como con variantes que indiquen los jefes de grupo o director del plan. Así se pueden sacar conclusiones de las diferentes variables que se pueden encontrar en el desarrollo del plan y cómo reaccionan los profesionales ante ellas.
- **Evaluación:** tras el simulacro se debe evaluar la actuación de los profesionales, la organización, etc. Esta en principio es la fase más importante del simulacro. A partir de la evaluación se crearán informes sobre los puntos críticos del plan y sus actualizaciones correspondientes.

Los simulacros tienen temáticas muy variadas, y pueden ser desde el simulacro de un atentado terrorista, a la evacuación de un colegio o la simulación de un incendio.

 **Aplicación práctica**

**Diseñe un simulacro en el caso de un accidente múltiple de carretera, en el que hay implicados varios coches y camiones. Siga las normas de organización y realización de simulacros que se han expuesto.**

Continúa en página siguiente >>

<< Viene de página anterior

**SOLUCIÓN**

En primer lugar, será necesario realizar una reunión para valorar la temática del evento y los medios que se van a necesitar. En este caso en particular, sería necesaria la participación de equipos de bomberos, Policía, Protección Civil, equipo médico y actores que representarán el papel de accidentados.

Se fijará una fecha y una hora para el evento, ya que al ser la simulación de un accidente de tráfico se deberán cortar carreteras y las vías de acceso alrededor de la zona.

Los materiales serán varios: coches y camiones que protagonizarán el evento y los medios propios de los equipos, como grúas, ambulancias, camiones de bomberos, etc.

Una vez organizado el acto, se pasará a ponerlo en marcha. La zona de elección ya estará habilidad de forma que simule el accidente, y los actores estarán caracterizados. En el lugar y la hora concertados, los equipos comenzarán a actuar cuando se active el sistema de alarmas. Los equipos realizarán su actividad mientras se sigue el programa que se ha diseñado para la valoración de la actuación y siguiendo las órdenes del director del plan.

Durante todo el desarrollo, habrá un número variable de evaluadores, que controlarán cómo se están llevando a cabo las actuaciones, para la posterior puesta en común de los puntos críticos detectados.

## 9. Resumen

En este capítulo se ha estudiado cómo se activa el plan de emergencias. Se han visto las diferentes fases que forman la activación del plan.

Lo primero que se debe tener en cuenta es la obtención y tratamiento de la información. Cuando se produce la situación de urgencias, se recibirá información de diferentes puntos. Toda esta información pasará al gabinete de información y deberá ser procesada y almacenada.

Toda la información será organizada, para que así se pueda utilizar con más facilidad por todos los equipos. El análisis de toda la información recibida es de ayuda en el desarrollo del plan de emergencias; y los medios de comunicación que son utilizados para trasmitir esa información son muy variados: teléfono, televisión, internet, radio, etc.

La información que se da a la población debe tener unas características muy determinadas, tanto el mensaje que se está transmitiendo como el formato que tiene.

Los niveles de activación del plan de actuación se dividen en tres: el nivel 1, en el que se han producido pocos daños; el nivel 2, en el que se producen daños apreciables; y el nivel 3, en el que se producen daños graves.

La fase de ejecución es aquella en la que se lleva a la acción el plan de emergencias, y consta de diferentes mecanismos para su puesta en marcha.

Todos los planes de emergencias requieren un proceso de evaluación. Se pueden usar varios, como la revisión periódica, el desempeño real y las simulaciones y simulacros. Todas ellas ayudan a buscar los puntos críticos, es decir, errores que se cometen en el desarrollo del plan, que deben ser revisados y actualizados.

## Ejercicios de repaso y autoevaluación

1. **¿Qué afirmación es incorrecta respecto a la recogida de información?**

   a. Depende del responsable del plan de actuación.
   b. No debe ser de primera mano.
   c. Debe ser fiable, exacta y fiable.
   d. Es importante conocer la opinión de los profesionales.

2. **De las siguientes frases, indique cuál es verdadera o falsa:**

   a. Las acciones de la información deben ser aisladas y no formar parte del proceso.

   ☐ Verdadero
   ☐ Falso

   b. El equipo que transmite la información debe ser cualificado.

   ☐ Verdadero
   ☐ Falso

   c. El equipo debe estar coordinado a la hora de dar información.

   ☐ Verdadero
   ☐ Falso

   d. La información debe ser longitudinal.

   ☐ Verdadero
   ☐ Falso

3. **Con respecto a las funciones del gabinete de información...**

   a. ... deben publicar las decisiones y orientaciones.
   b. ... no siguen las órdenes del director del plan.
   c. ... la comunicación con los grupos nunca es directa.
   d. ... no interviene en la dirección de la intervención de las autoridades.

**4. ¿Cuál de estos datos no es de utilidad para el desarrollo del plan?**

a. Fecha.
b. Lugar.
c. Rehabilitación.
d. Desastre.

**5. ¿Cuál no es una forma de organizar la información?**

a. Información sobre el origen.
b. Información sobre la población.
c. Información sobre costes de la operación.
d. Información sobre los daños.

**6. ¿Indique qué fuente de información sobre amenazas es incorrecta?**

a. Dirección meteorológica.
b. Servicio de sismología.
c. Servicio de logística.
d. Servicio de geología.

**7. En caso de que el desastre sea de origen industrial o antropogénico, la fuente de información sería:**

a. El Ministerio de Industria.
b. La propia empresa.
c. El director del plan.
d. El equipo de bomberos.

**8. ¿Qué factor no se implica en el análisis de la información?**

a. Analizar la importancia de la información.
b. Conocer el origen de la información.
c. Analizar la cantidad de información.
d. Asegurar la clasificación.

### 9. Complete las siguientes oraciones.

A la hora de transmitir la información, el estado o la _____ debe tener un sistema de _____ eficaz con el fin de que el _____ llegue de la forma más rápida posible y de la forma más _____.

Cuando se ofrecen _____ preventivos, los _____ de que se dispone deben de ser los más idóneos para que sean aceptados por la _____, y no tiene por qué tener un _____ determinado en el que se practique la _____.

### 10. ¿Cuáles son los inconvenientes de la telefonía fija?

_____
_____
_____
_____

### 11. ¿Cuál de las siguientes características sobre el contenido de la información es incorrecta?

    a. Originalidad.
    b. Claridad.
    c. Comprensible.
    d. Concreta.

### 12. El nivel 2 de activación del plan de emergencias se dará...

    a. ... cuando no haya daños.
    b. ... antes de que ocurra el incidente.
    c. ... cuando se hayan producido daños considerables.
    d. ... cuando se hayan producido daños graves.

### 13. Rellene los pasos que faltan:

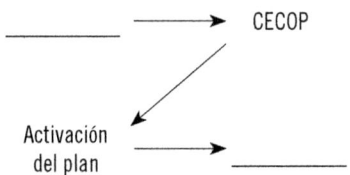

### 14. ¿Cuál de los siguientes métodos no es útil para la evaluación?

    a. Simulacros.
    b. Exámenes.
    c. Simulaciones.
    d. Revisión periódica.

### 15. Un punto crítico es:

    a. Una zona de caídas.
    b. Una información errónea.
    c. La coordinación entre el indicador y la realidad.
    d. Todas las opciones son incorrectas.

Capítulo 4

# Dispositivos de Riesgo Previsible (DPR). Fase de diseño

# Contenido

# 1. Introducción

Cada vez son más los eventos multitudinarios que se celebran. En ellos se reúne un gran número de personas en distintas situaciones y en grupos con diferentes características.

En este capítulo se va a definir qué es un DPR y cuáles son sus características. En estos tipos de eventos en los que se reúne un gran número de personas es necesaria la activación de estos dispositivos, para evitar cualquier desastre y ayudar a personas que hayan sufrido algún daño.

Existen diferentes tipos de dispositivos, dependiendo del tipo de evento y el número de personas. También se hace imprescindible el diseño del mismo, teniendo en cuenta los medios, humanos y materiales, que se usarán, el análisis del evento y la planificación necesaria para el desarrollo del DPR.

# 2. Dispositivos de Riesgo Previsible

Existen determinadas concentraciones de personas, en un tiempo determinado y en una zona concreta, que hacen que aumente peligrosamente el riesgo de sufrir algún incidente que desemboque en una catástrofe, con un elevado número de víctimas.

Con el tiempo se ha desarrollado la asistencia sanitaria fuera de los centros, lo que se conoce como asistencia extrahospitalaria. Esta asistencia se suele activar de forma especial cuando se producen eventos multitudinarios. Para evitar los riesgos que estos acontecimientos conllevan, los gobiernos se han visto obligados a desarrollar normas que regulen las medidas preventivas. Estas medidas consisten en desplegar los Dispositivos de Riesgo Previsible.

## 2.1. Definición

El Dispositivo de Riesgo Previsible (DPR) se puede definir como el conjunto de medios y recursos, tanto humanos como materiales, que una población dispone de forma ocasional y como consecuencia de un acontecimiento especial.

Con el dispositivo se pueden prestar servicios sanitarios y Soporte Vital Avanzado a las personas que lo requieran, ante emergencias sanitarias importantes.

Los DPR pueden ser llevados a cabo por diferentes grupos, como son Protección Civil del municipio implicado y el servicio de Cruz Roja. También los pueden llevar a cabo la comunidad de forma altruista, y pueden ser realizados por entidades privadas con servicios mecanizados o servicios médicos privados que se contraten para tal fin.

Existen determinados acontecimientos en los que se hace imprescindible la activación de un DPR. Estos acontecimientos son:

- Acontecimientos culturales o de ocio, como son los festivales de música o festejos en pueblos y ciudades.
- Competiciones deportivas y partidos de fútbol, por ejemplo.
- Festejos taurinos, como corridas de toros, encierros, etc.
- Actos religiosos multitudinarios, como la visita del Papa o misas de campaña en romerías.
- Actos políticos, como cumbres, reuniones, mítines políticos, etc.
- Actos sociales, como manifestaciones, concentraciones de personas, etc.
- Actos de los cuerpos de seguridad del estado, como ensayos de tiro.
- Actividades acuáticas, como exhibiciones en la playa o deportes marítimos.
- Grabaciones o reportajes de televisión, como son programas, películas con especialistas y efectos especiales, etc.

Es importante que el dispositivo pase desapercibido y que a la vez se pueda encontrar fácilmente, pero no debe estar en el centro de la atención. Además, debe ser eficiente y a la medida de las características del evento.

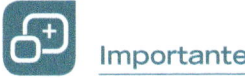

## Importante

Una vez definidas las características de cada evento se realiza un análisis de riesgo que determinará el dispositivo a preparar.

## Actividades

1. Poner ejemplos reales de cada una de las situaciones en las que se hace necesario el DPR.

## 2.2. Componentes básicos

El dispositivo de riesgo debe ser planificado en función del riesgo que va a existir o puede ocurrir en el evento. Se tendrá que calcular el número y tipo de recursos y medios que se necesitarán, dependiendo del tipo de evento y los riesgos previsibles.

## Ejemplo

No serán los mismos medios los que se ponen en marcha para un partido de fútbol multitudinario que para una romería; uno tiene lugar en un espacio cerrado y el otro en uno abierto, por tanto los transportes serán diferentes así como los riesgos que conllevan.

Existen unos componentes mínimos para el dispositivo de riesgo, que son:

- **Puesto médico.** Se suele encontrar dentro del complejo donde se está llevando acabo el evento. En él se realizan labores de atención sanitaria a los pacientes, tales como valoración, clasificación, diagnóstico, intervención y observación de los pacientes. Pueden encontrarse en él habitaciones habilitadas para esa función, como las salas de quirófano de las plazas de toros, o también pueden ser móviles, como los hospitales de campaña. Estos hospitales de campaña pueden ser básicos o avanzados. A su vez, también se puede usar los vehículos de Soporte Vital Básico para realizar las valoraciones primarias. A su vez, se puede dividir en varias zonas:

  - Zona donde se realiza la recepción y afiliación, donde se toman los datos del paciente y se realiza una primera valoración.
  - Zona donde se clasifican los pacientes. Aquí se realizan las funciones de triaje dependiendo de las patologías que padezca cada uno.
  - Zona donde se realiza la estabilización de pacientes. Sería la zona donde se prestarían los primeros servicios sanitarios de urgencias, en los que se intenta como primera intención proteger la vida de las personas y estabilizar sus constantes vitales. Esta es una norma obligatoria antes de enviar al paciente al centro hospitalario de referencia.
  - Zona donde se lleva a cabo la observación y seguimiento de pacientes. En esta zona se encontrarán los pacientes que no han tenido que ser llevados a un centro sanitario, pero que necesitan tiempo para recuperarse y su observación es necesaria.
  - Zona habilitada para el aseo y descanso del personal del dispositivo.

  En determinadas situaciones se puede usar el vehículo de Soporte Vital Avanzado para estas funciones, pero solo se puede atender a un paciente a la vez, lo que puede conllevar una aglomeración de heridos en el exterior.

- **Centro de Coordinación:** es el lugar donde se realizan las funciones de control, coordinación y seguimiento de recursos; también es donde se recibe la información y se toman las decisiones. Todo el personal debe estar en contacto permanente con el Centro de Coordinación. Este centro tiene que estar físicamente dentro del recinto donde se está realizando el acontecimiento.

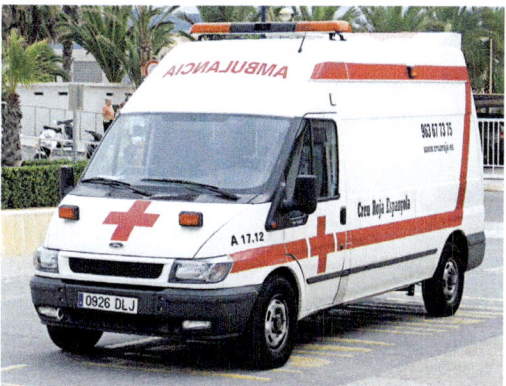

*Los vehículos de Soporte Vital Básico tienen varias funciones, aparte del traslado de pacientes.*

- **Puesto de asistencia secundaria:** son una serie de puestos médicos que se reparten por todo el recinto, prestando una primera asistencia sanitaria. Su función es descargar el servicio médico, ya que si es un accidente de poca importancia se puede atender in situ, sin tener que ir al centro sanitario, que se puede ver saturado de cosas de poca importancia.
- **Unidades de transporte:** son una serie de vehículos que deben estar en la zona del evento y disponibles mientras esté activo el dispositivo. Sus labores de transporte serán tanto dentro del propio recinto como para traslados al exterior del mismo.
- **Medios y recursos materiales:** pueden ser fijos o móviles. Pueden ser:

  - **Material del puesto médico:** este material es el que debe poseer el equipo para proporcionar al paciente Soporte Vital Básico y Avanzado.
  - **Unidades de Soporte Vital Avanzado móviles:** en ellas se puede prestar atención sanitaria de todo tipo, ya que poseen varios equipos para administrar oxigenoterapia, realizar inmovilizaciones, actuación ante hemorragias, etc. Este tipo de unidades puede ser de dos clases:

    - UVI donde se realiza el transporte inmediato del paciente.
    - Vehículos de intervención rápida. Son aquellos que no trasladan al paciente directamente al hospital, sino que están equipados con recursos, de tal forma que son de Soporte Vital Avanzado.

No suele ser aptos para el traslado del paciente por la falta de espacio, pero puede llegar más rápidamente a este. Suelen ser coches 4×4.

■ **Unidades de Soporte Vital Básico:** se encargan de trasladar al paciente al hospital, y su única función sanitaria es la realización del Soporte Vital Básico o reanimación cardiopulmonar básica, ya que carece de materiales para la reanimación avanzada.

■ **Puesto de asistencia secundario:** que debe poseer materiales para la realización de una asistencia sanitaria avanzada.

■ **Equipo sanitario de campo:** que posee materiales como son camillas y de Soporte Vital Básico.

■ **Recursos del Centro de Coordinación:** deben tener recursos materiales que permitan la comunicación y la transmisión de información por diferentes medios.

■ **Recursos humanos:** los recursos humanos se refieren a los profesionales mínimos que deben participar en el dispositivo. Como en todos los sistemas de asistencia, son varios los tipos de profesionales que deben participar, dado que se debe actuar en diferentes disciplinas. Los diferentes profesionales que formarían parte del equipo serían: personal de organización y dirección, puesto médico de triaje, unidades de Soporte Vital Básico y Avanzado, equipo sanitario de campo, Centro de Coordinación y unidad de traslado y del puesto de asistencia secundaria. En cada territorio o comunidad pueden variar las características de las diferentes capacitaciones de los profesionales que forman parte del dispositivo. Esas dotaciones son:

■ **Médico:** en determinadas comunidades autónomas se requiere que posea el Máster en Urgencias Médicas Extrahospitalarias. En otras Comunidades, basta con demostrar experiencia laboral en emergencias sanitarias.

■ **Enfermero/a:** al igual que en el caso del médico, dependiendo de las comunidades se le exige que posea el Máster en Urgencias y Emergencias Extrahospitalarias, o bien que demuestre experiencia laboral en emergencias sanitarias.

- **Técnicos de emergencias sanitarias (TES):** este grupo debe poseer el título de Técnico en Emergencias Sanitarias básico o avanzado, título de Técnico en Transporte Sanitario y el carnet de conducir tipo BTP.

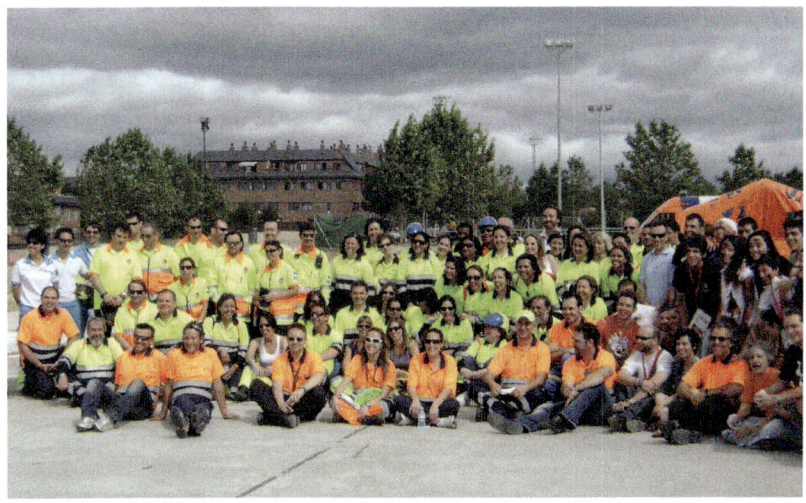

*El grupo sanitario completo del DPR contará con al menos 20 profesionales.*

 Nota

En la actualidad, la experiencia laboral en la actividad de emergencias sanitarias es necesario acreditarla.

Cada unidad debe tener una dotación de profesionales determinada, es decir, un número que desempeñe una función específica, como:

- **Puesto médico:** estará compuesto por un médico, un enfermero y de cinco a seis TES (Técnico en Emergencia Sanitaria). Estos estarán en el puesto fijo de atención médica.

- **Unidad de Soporte Vital Avanzado:** estas unidades deben estar dotadas de un médico, un enfermero y al menos uno o dos TES.
- **Unidades de Soporte Vital Básico:** estarán dotadas de uno o dos TES de nivel básico o avanzado.
- **Centro de Coordinación:** estará formado por personal sanitario o no sanitario. El personal sanitario que participa con el grupo del Centro de Coordinación actúa como consejero en la toma de decisiones. Suelen ser médicos o enfermeros. Los profesionales no sanitarios serán: los operadores, telefonistas, administrativos, así como los organizadores del dispositivo. Su número es variable, y depende del tipo de dispositivo y su relevancia.
- **Puestos de asistencia secundaria:** estarán formados por médico y enfermeros en número variable, y en muchas ocasiones también se contará con la participación de un cirujano, por ejemplo, en eventos taurinos.
- **Unidad de transporte:** este grupo estará dotado de un conductor técnico de transporte sanitario y personal sanitario de refuerzo.

## Actividades

2. Realizar un croquis de las diferentes zonas que posee un DPR.
3. Llevar a cabo un esquema de todos los profesionales que participan en el DPR, indicando las dotaciones de cada uno de ellos.

## Aplicación práctica

Se dispone a diseñar el DPR para un partido de fútbol multitudinario, con más de 50.000 personas participantes. Lo principal para el diseño sería hacer una lista de los recursos humanos y materiales que son necesarios, y las diferentes áreas de actuación.

De la siguiente lista, indique qué elementos humanos o materiales faltarían para que el diseño del DPR fuese el idóneo.

Continúa en página siguiente >>

<< Viene de página anterior

**Listado de medios:** material del puesto médico para proporcionar Soporte Vital Avanzado; unidades de Soporte Vital Avanzado móviles; equipo sanitario de campo; recursos del Centro de Coordinación; licenciado en Medicina; y técnicos de emergencias extrahospitalarias o transporte sanitario.

**Listado de áreas:** puesto médico; zona de recepción y filiación; zona de clasificación; zona de observación y seguimiento de la evolución; y Centro de Coordinación.

**SOLUCIÓN**

Faltarían personas tan importantes como el enfermero/a, y materiales como el puesto de asistencia secundario y la unidad de Soporte Vital Básico. También faltarían en la lista la zona médica de estabilización y la del aseo del personal DPR; así como el puesto de asistencia secundaria.

---

## 2.3. Tipos de DPR

El Real Decreto 524/2023, de 20 de junio, por el que se aprueba la Norma Básica de Protección Civil, clasifica los dispositivos de riesgo previsible en diferentes tipos, dependiendo del tipo de evento, su magnitud, y los riesgos asociados. A continuación, se describen los principales tipos.

### Dispositivo de riesgo previsible para eventos de gran afluencia de público

Este tipo de dispositivo se aplica a eventos donde se espera la concentración de un gran número de personas, como conciertos, eventos deportivos, ferias, y manifestaciones. Algunas de sus características más destacadas son:

- **Planificación detallada:** incluye análisis de riesgos específicos relacionados con el movimiento de grandes masas de personas.
- **Medidas de seguridad:** establece procedimientos de evacuación y protocolos para la intervención rápida en caso de incidentes.
- **Coordinación de servicios:** asegura la colaboración entre organizadores, servicios de emergencia, y autoridades locales.

## Dispositivo de riesgo previsible para infraestructuras críticas

Diseñado para proteger instalaciones y servicios esenciales, como plantas de energía, sistemas de telecomunicaciones, redes de transporte, y centros de salud. Algunas de sus características más destacadas son:

- **Protección de infraestructuras:** establece medidas para proteger las instalaciones de actos de sabotaje, accidentes, o desastres naturales.
- **Plan de contingencia:** incluye planes detallados para mantener la operación de los servicios esenciales durante emergencias.
- **Colaboración multidisciplinaria:** involucra a diversas autoridades y organizaciones en la planificación y ejecución de medidas de seguridad.

## Dispositivo de riesgo previsible para riesgos naturales

Este dispositivo se aplica en zonas vulnerables a desastres naturales, como terremotos, inundaciones, incendios forestales, o tormentas. Algunas de sus características más destacadas son:

- **Monitoreo y alerta temprana:** incluye sistemas para la detección y monitoreo de fenómenos naturales.
- **Planes de evacuación:** define rutas y procedimientos para la evacuación rápida y segura de las personas afectadas.
- **Capacitación y concienciación:** fomenta la preparación y la sensibilización de la población ante los riesgos naturales.

## Dispositivo de riesgo previsible para eventos con uso de materiales peligrosos

Este tipo de dispositivo es necesario en situaciones donde se manejan o transportan sustancias peligrosas, como productos químicos, explosivos, o materiales radiactivos. Algunas de sus características más destacadas son:

- **Medidas de contención:** establece procedimientos para la contención y manejo de derrames o fugas de materiales peligrosos.
- **Protocolos de emergencia:** define las acciones a seguir en caso de accidente, incluyendo evacuaciones y primeros auxilios.

■ **Equipos especializados:** requiere la disponibilidad de equipos y personal especializado en la gestión de materiales peligrosos.

### Dispositivo de riesgo previsible para emergencias sanitarias

Este dispositivo se activa en situaciones que puedan generar emergencias sanitarias, como pandemias, brotes de enfermedades, o incidentes bioterroristas. Algunas de sus características más destacadas son:

■ **Detección y respuesta rápida:** incluye sistemas para la detección temprana de brotes y la activación de respuestas rápidas.
■ **Aislamiento y tratamiento:** establece medidas para el aislamiento de áreas afectadas y la provisión de tratamiento médico.
■ **Comunicación pública:** define estrategias para informar al público y prevenir la propagación del pánico.

### Dispositivo de riesgo previsible para eventos con riesgo de orden público

Diseñado para eventos o situaciones donde existe la posibilidad de alteraciones del orden público, como protestas, conflictos sociales, o eventos políticos. Algunas de sus características más destacadas son:

■ **Planificación de seguridad:** incluye medidas para prevenir y controlar disturbios, proteger a los participantes y a las infraestructuras.
■ **Coordinación con fuerzas de seguridad:** asegura la presencia y acción coordinada de las fuerzas del orden y seguridad.
■ **Gestión de multitudes:** establece estrategias para la gestión segura de grandes multitudes y la prevención de situaciones de pánico.

### Importancia de los dispositivos de riesgo previsible

Cada tipo de dispositivo está diseñado para abordar riesgos específicos, asegurando que las organizaciones y autoridades estén preparadas para enfrentar diferentes tipos de emergencias. Estos dispositivos permiten una respuesta rápida y eficiente, minimizando el impacto de las emergencias en la sociedad y asegurando la protección de las personas y las infraestructuras.

El R. D. 524/2023 enfatiza la necesidad de adaptar los dispositivos de riesgo previsible a las características particulares de cada situación, garantizando así una planificación adecuada y una gestión efectiva de los riesgos.

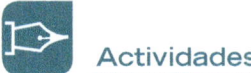

## Actividades

4. Poner ejemplos reales de los diferentes tipos de dispositivo que se acaban de ver.

## 3. Fase de diseño de Dispositivos de Riesgo Previsible

El DPR requiere para su elaboración y desarrollo un minucioso estudio, que implique una selección de los medios y recursos y la definición de cómo deberían ser utilizados ante la situación de riesgo que se podría producir ante el evento por el que se ha activado el dispositivo.

De forma posterior se deberá desplegar lo anteriormente planeado para realizar las acciones que se requieran durante toda la duración del acto. Cuando este finaliza, se debe proceder a la vuelta a la normalidad, con el almacenaje y recogida de todos los recursos y medios que se han activado para el dispositivo.

Todo el proceso de elaboración del DPR se lleva a cabo en tres fases: diseño, ejecución y desactivación. En cada una de ellas hay una serie de acciones a realizar; estas se detallan en la siguiente tabla:

| Fase de diseño | Fase de ejecución | Fase de desactivación |
|---|---|---|
| - Definición del acontecimiento.<br>- Antecedentes de acontecimientos similares.<br>- Establecimiento de los objetivos.<br>- Análisis del acontecimiento.<br>- Estudio de riesgos para la salud.<br>- Redacción de hipótesis.<br>- Establecimiento de los recursos.<br>- Tipo de transportes.<br>- Cálculo del coste. | - Localización de recursos.<br>- Transporte de los recursos.<br>- Montaje del dispositivo.<br>- Activación del dispositivo.<br>- Actividades asistenciales.<br>- Reglas de funcionamiento.<br>- Protocolos y estrategias.<br>- Aprobación. | - Desmontaje del equipo utilizado.<br>- Clasificación y transporte.<br>- Limpieza.<br>- Almacenamiento.<br>- Evaluación y análisis.<br>- Elaboración de informes. |

De forma específica, la fase de diseño es aquella en la que se realizan todas las actividades sobre la planificación del dispositivo en cuanto al proceso de recogida de información para la toma de decisiones y hacer una determinación de los recursos materiales y humanos que se van a requerir en la fase de ejecución, y que hará que el dispositivo sea efectivo.

Para la planificación del dispositivo, según la legislación, el promotor del acontecimiento debe pedir una serie de permisos y licencias, para poder realizar el evento, sobre todo si en la zona en la que se va a llevar a cabo el evento no está habilitada para tal fin o el evento no cumple unos requerimientos básicos de seguridad.

Una vez obtenidos estos permisos, el promotor del acto se pondrá en contacto con la entidad organizadora del DPR. Se planean entonces los servicios que se desean obtener y los responsables de la organización del DPR recomiendan unos recursos mínimos que se deben de pedir.

## 4. Definición del DPR

La definición del DPR consiste en determinar el tipo de dispositivo que se debe poner en práctica dependiendo de las características del evento.

Para ello, se deberán tener en cuenta diferentes características del evento, como son:

- El **lugar** donde se va a desarrollar el evento: se debe tener en cuenta el límite geográfico que ocupará la zona del evento y cuáles son sus características: climatología, hidrografía, riesgos naturales de la zona, etc. También se debe tener en cuenta el ámbito territorial al que pertenece el lugar del evento, si el terreno es a nivel local, comarcal, autonómico o nacional.
- El **momento** en el que se celebrará el acto: también ayudará al diseño del DPR. Se debe concretar cuál es la fecha exacta o el periodo de tiempo en que se llevará a cabo; por ejemplo, una feria que va a durar varias semanas o un partido de fútbol, que tiene hora de comienzo y fin en el mismo día.
- La **motivación** de la realización del evento: puede deberse a una obligación legal de la persona que organiza el evento o por la iniciativa propia del organizador, sin tener obligación legal del mismo.
- Las **personas** a quienes va dirigido el evento: pueden ser de muy diferentes características o muy similares, dependiendo del tipo de evento.
- El **nivel de riesgo** del evento: puede ser variable. Pueden existir muchos factores de riesgo, por ejemplo, que la zona del evento no tenga unas características muy recomendables o el grupo que se va a reunir pueda ser alborotador. En el caso que el lugar esté mejor habilitado y el grupo de personas sea más apacible habrá menos factores de riesgo.

 **Nota**

Los niveles de riesgo a la hora de realizar un evento varían en función del público, si es alborotador o no, o si la zona tiene o no buenas características para que haya aglomeraciones.

## 4.1. Antecedentes

Los antecedentes del DPR son una buenísima fuente de información para su diseño, ya que aportan información directa sobre los anteriores eventos de similares características que se llevaron a cabo. Los antecedentes se conocen mediante los informes y expedientes que se tengan de los dispositivos anteriores.

Todos estos datos serán de utilidad para formar la base de la planificación. Se podrá organizar el evento teniendo en cuenta los puntos más favorecidos en la evaluación de DPR anteriores. Es decir, se tendrá en cuenta las partes del DPR que fueron más eficaces, intentando evitar en las que surgieron problemas o errores.

Al igual que ocurre en el caso de los planes de emergencias, los DPR se pueden integrar en otros de mayor magnitud, como son los pequeños dispositivos que están integrados en otros a nivel autonómico o nacional.

 Actividades

5. Realizar un esquema sobre las características de un evento. Intentar poner ejemplos de cada una de las características.

## 4.2. Objetivos

Al igual que en el caso del diseño de los planes de emergencias, para el diseño de los DPR también se debe definir una serie de objetivos, cuya consecución se va a perseguir en su desarrollo. Si no se diseñan los objetivos, difícilmente se podrá realizar un plan de actuación y, por supuesto, sería casi imposible el proceso de evaluación, ya que sus análisis, en muchos de los casos, se basan en la consecución de objetivos.

Existen dos tipos de objetivos que hay que definir: los generales y los específicos.

## Objetivos generales

Estos objetivos hacen referencia a las metas globales que se pretenden alcanzar en el desarrollo del dispositivo. Esos objetivos son:

- Determinar la dotación sanitaria necesaria para la atención de todas las situaciones de urgencias y emergencias que pudiesen tener lugar durante la realización del evento.
- Establecer una coordinación eficiente que relacione el dispositivo y sus participantes con los servicios externos de la comunidad, como son los bomberos, policías, Protección Civil, hospitales de la zona, etc.
- Establecer una buena relación de coordinación, comunicación y competencias de los diferentes grupos que actúan en el dispositivo; no hay que olvidar que son muchas las personas que participan y en diferentes grupos.

## Objetivos específicos

Estos objetivos se refieren a los logros que cada dotación obtendría con el buen desarrollo del DPR. Y son:

- Garantizar que existe un grupo de profesionales sanitarios que den respuesta sanitaria avanzada dentro del recinto.
- Garantizar que esta asistencia avanzada prestará sus servicios en el menor tiempo posible cuando no sea factible que actué el equipo de Soporte Vital Avanzado.
- Proporcionar el Soporte Vital Básico hasta que pueda actuar el equipo de Soporte Vital Avanzado.
- Trasladar a las personas que lo necesiten a la unidad móvil medicalizada, para que allí sea atendida por los servicios sanitarios de base.
- Proporcionar asistencia sanitaria de patologías no emergentes, para así no saturar los centros de atención avanzada con casos que se pueden resolver de forma más rápida y eficiente en los puestos base del dispositivo.

■ Trasladar a las personas que no requieran asistencia de urgencias a la unidad de Soporte Vital Básico para completar la atención médica con el proceso de observación a nivel hospitalario.

Un aspecto importante para la consecución de objetivos del DPR es que se deben disponer de los recursos humanos y materiales adicionales, ya que al tenerlos a la disposición del dispositivo se asegura una respuesta ante las emergencias mucho más corta y, por tanto, más eficiente.

Los objetivos que se diseñan deben ser coherentes con los recursos que existen en la zona, ya que si no se es realista con estos recursos se estará diseñando un dispositivo imposible de realizar en la realidad.

 **Actividades**

6. Realizar un esquema de los objetivos generales y específicos, y analizar cuáles son las diferencias entre ambos.

## 4.3. Marco de competencias en relación con otras instituciones

En el diseño del dispositivo se debe tener en cuenta las diferentes competencias con respecto a la realización de operaciones en el campo del trabajo. Se podría dar el caso de unos solapamientos en las actividades que llevan a cabo el equipo del DPR y los medios de emergencia y urgencias de la Comunidad. Es importante que este hecho, el riesgo de este solapamiento, quede aclarado con anterioridad por las autoridades.

En el caso de la distribución de competencias, serán los organizadores del DPR los que se pongan en contacto con las autoridades correspondientes.

Además, aunque el dispositivo esté perfectamente diseñado y se hayan tomado en cuenta todas las variables de desarrollo posibles, se puede dar el caso de un accidente o acto que de improvisto puede llegar a desbordar el dispositivo.

## Ejemplo

Una plaza de toros puede estar habilitada para muchos tipos de emergencias, de hecho estas poseen hasta un quirófano, pero ante un desastre como un atentado terrorista o un derrumbamiento de gradas el DPR quedaría totalmente desbordado.

La relevancia de las diferentes competencias es importante, en primer lugar para no saturar al equipo del DPR, realizando un reparto equitativo de tareas con el resto de responsables. En segundo lugar, se debe evitar que bajo ningún concepto el evento quede desprotegido o desatendido; es decir, se puede dar el caso en el que los equipos de actuación del DPR acudan a ayudar en momentos o situaciones que estén fuera del ámbito del evento, quedando este desatendido, cuando debería ser competencia de otro grupo atender los accidentes de urgencias fuera del recinto.

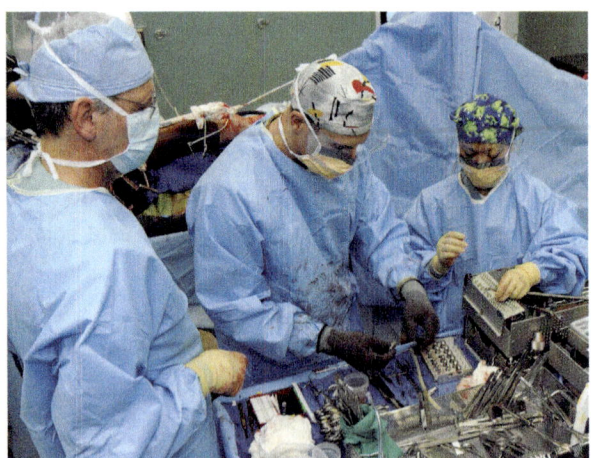

*Es obligatorio que en todas las plazas de toros exista un quirófano donde atender a los toreros en caso de cogidas graves.*

## 4.4. Análisis de la concentración

Cuando se realiza el análisis de la concentración, se intenta valorar aspectos del evento que se deben tener en cuenta para el diseño del dispositivo. Al realizar la valoración de estos aspectos, se puede hacer un cálculo más aproximado de los recursos que se necesitarán y de los posibles factores de riesgo. Los factores que se deben analizar son los que se detallan a continuación.

### Lugar

Cuando se realiza el análisis del lugar se hace una valoración del sitio donde se realiza el acontecimiento; es decir, el terreno, lo cual ayudará a planificar las unidades asistenciales. Todas estas unidades se colocarán en lugares de fácil acceso y visibilidad. Se tendrán en cuenta aspectos como si el espacio es abierto o cerrado, los metros cuadrados que posee, etc.

### Fecha

Se debe tener en cuenta que dependiendo de la estación del año en la que se dé el evento, habrá más afluencia de público que en otra. Por ejemplo, si es un espectáculo al aire libre, habrá más público en la primavera que en invierno que hace más frío. En verano es cuando se suelen dar las grandes concentraciones de personas en recintos abiertos, como los festivales de música y diferentes ferias. En invierno se realizan más eventos en recintos cerrados. Y siempre habrá más afluencia de público los fines de semana que los días entre semana.

### Duración del evento

La duración del evento también será un factor a tener en cuenta, ya que el horario condiciona los recursos que se necesitarán y su gestión, haciéndose necesario el uso de turnos. En el caso de que se vayan a realizar varios eventos en un mismo horario, se usarán por los equipos los medios necesarios.

### Motivo del evento

También es un factor a tener en cuenta el tipo de evento que se va a celebrar. Se sabe que determinados eventos conllevan más riesgos que otros.

Tal y como se ha comentado antes, en situaciones como un partido de fútbol el público hará gala de más agresividad que en una obra de teatro clásico.

### Riesgos industriales

Se deben valorar las inmediaciones del recinto, ya que pueden existir riesgos industriales, sociales o naturales que pueden poner en riesgo el desarrollo del evento.

## Ejemplo

Se podría dar la situación de que el recinto donde se celebra el evento, en verano, estuviese al lado de un vertedero de basuras. El olor y los insectos harían muy difícil y desagradable la realización del acto.

### Las vías de acceso

El análisis de los accesos, como son las diferentes puertas de entrada, los tipos que hay, etc., permite controlar los riesgos asociados a las entradas y salidas. Además, también se debe comprobar si es posible el acceso de las unidades asistenciales, como son las ambulancias, los equipos, etc.

El valor añadido del conocimiento de las puertas, es para el diseño del plan de evacuación, así se conocen todas las salidas del recinto, siendo las más importantes en su localización, las más seguras y amplias.

### Población afectada

Para el conocimiento de la población que se verá afectada por el evento, se debe conocer de qué tipo de población se habla y los usos y costumbres de la misma.

#### *Las costumbres y cultura*

Las diferentes tradiciones conllevan riesgos. Hay costumbres en determinados pueblos de España que asocian varios factores de riesgo, como puede ser, por ejemplo, una gran concentración de personas, animales sueltos y el consumo de alcohol.

 Sabía que...

En la fiesta del toro de Torrelavega, más de diez mil personas se concentran en un espacio abierto, persiguiendo un toro, y además se unen unos cientos de caballos.

Son varios los factores de riesgo y también los riesgos que pueden acontecer.

#### *Público*

Este es sin duda el factor más importante, ya que define de forma directa las necesidades de las personas que acuden al evento.

Se tendrá en cuenta la edad de los participantes y su estado de salud. Por ejemplo, en la media maratón "Ciudad de Málaga" pueden participar desde niños a personas mayores o con algún grado de discapacidad; por tanto, el abanico de necesidades de los participantes es mucho más amplio que en otros eventos en los que participan personas sin discapacidad y en edad adulta. Asimismo, también hay que considerar el número de personas que acude, ya que la organización tendrá en cuenta los individuos que cubren el aforo del recinto donde se va a producir el evento.

Se conocen ya muchos casos en los que las ventas de ticket para determinados eventos han superado el aforo del lugar, provocando múltiples problemas en la organización, sobre todo a la hora de realizar la evacuación del recinto.

## Riesgo

Tal y como se ha comentado, el riesgo se puede puntuar de diferentes formas; en este caso se suelen valorar los factores de 1 a 5 o de 1 a 10. Estos valores se suman o multiplican obteniéndose así el nivel de riesgo. Los diferentes riesgos que se deben tener en cuenta y valorar dando una puntuación son los siguientes:

- **Comportamiento de las personas:** este valor se refiere al comportamiento esperado de las personas que participan en el evento. La puntuación más alta con respecto a la conducta serán las posibles acciones violentas de los asistentes.
- **Asistencia:** hace referencia al riesgo que supone un número determinado de asistentes al evento. El valor más alto corresponde a una asistencia superior de 100.000 personas y el más bajo a menos de 1.000.
- **El lugar elegido:** los valores de riesgo más altos serán para los lugares que no están habilitados para un evento determinado, y el riesgo más bajo será para lugares que sí están habilitados para tal fin. Por ejemplo, en determinados municipios se realizan espectáculos de rallies en zonas que no están habilitadas para tal fin, como son carreteras sin arcén y sin un vallaje adecuado para el público, provocando al año múltiples accidentes, ya que el riesgo es muy alto.
- **Características del lugar:** los valores de riesgo más altos se darán en espacios abiertos, ya que es más difícil el control de los asistentes; siendo el riesgo más bajo en lugares en los que estén confinados.

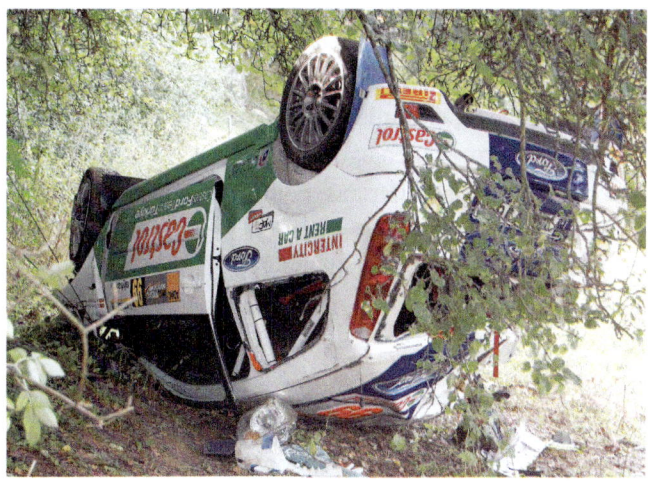

*El número de víctimas en accidentes de rallies en España es muy alto.*

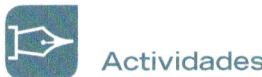 Actividades

7. Averiguar cuáles son los factores que se deben tener en cuenta en el análisis de la situación en el diseño de un DPR.

## Estudio de los riesgos individuales y colectivos

Con este estudio se conseguirá la identificación de los riesgos que se asocian a acontecimientos, haciendo referencia a la probabilidad de que ocurra algún suceso relacionado. Estos riesgos se agrupan en dos tipos: riesgos individuales y colectivos.

### Riesgos individuales

Son aquellos daños que ocurren sobre un solo individuo; los más comunes son los siguientes:

- **Enfermedades traumatológicas:** como heridas abiertas, quemaduras, politraumatismos, etc.
- **Enfermedades gastrointestinales:** sobre todo vómitos y diarreas, ya que son enfermedades agudas.
- **Enfermedades psiquiátricas:** como los comas etílicos y problemas de adicciones, brotes psicóticos, crisis de ansiedad, etc.
- **Enfermedades cardiovasculares:** como infartos agudos de miocardio, arritmias, estados de *shock,* ACV, etc.

### Riesgos colectivos

Son los que producen un daño común a un grupo de personas, entre ellos destacan los siguientes:

- **Riesgos naturales:** como huracanes, incendios, volcanes, inundaciones, etc.
- **Riesgos biológicos:** como las epidemias y las intoxicaciones por tóxicos o toxiinfecciones alimentarias.
- **Accidentes múltiples:** como, por ejemplo, la acumulación de vehículos por accidente o por almacenamiento de sustancias peligrosas.

 Aplicación práctica

**Lea atentamente el siguiente texto y realice un esquema después de todos los factores que se reflejan en el mismo:**

Se va a celebrar un evento con el motivo de una manifestación pacífica por la paz. Se celebrará el día 20 de agosto, entra las 7 de la tarde y las 10 de la noche. El recorrido de la manifestación se prolongará por diferentes calles de la ciudad hasta llegar a un parque céntrico. Se espera que a la manifestación acudan 20.000 personas que se caracterizan por su pacifismo; no habrá riesgo de actividad agresiva o revueltas. Se podrá acceder al evento desde las calles perpendiculares y paralelas del recorrido. La zona final del parque posee cuatro salidas normales y una gran salida para vehículos. Dada la época del año en la que se produce, van a ser frecuentes las lipotimias y mareos.

Continúa en página siguiente >>

`<<` Viene de página anterior

**SOLUCIÓN**

Fecha y horario: el evento se celebra el 20 de agosto, de las 7 de la tarde a las 10 de la noche.

Naturaleza del evento: manifestación por la paz.

Lugar: se celebrará en la calles de una ciudad.

Vías de acceso y evacuación: las calles paralelas y perpendiculares, y las diferentes salidas del parque donde finaliza la manifestación.

Personas: son un grupo de manifestantes que protestan por la paz en el mundo, son pacifistas y se espera que no haya revueltas ni actitudes violentas.

Riesgo: el único factor que puede suponer un riesgo es el gran número de personas que acudirán al evento; ya que el grupo es tranquilo y la zona es amplia y de fácil evacuación.

Riesgos individuales y colectivos: los mareos y las lipotimias por el calor se identificarán como riesgo individual. Como riesgo colectivo se podría indicar el de avalancha, ya que en cualquier concentración de personas puede darse.

## 4.5. Elaboración de hipótesis

Las hipótesis que se deben elaborar a la hora de diseñar un dispositivo de riesgo ayudarán a descubrir qué puede ocurrir en los diferentes acontecimientos que se van a realizar.

 Importante

Las hipótesis consisten en determinar y estudiar lo que puede pasar, es decir, predecir las consecuencias de los riesgos identificados.

Son una serie de estudios que, a posteriori, permiten el cálculo cuantitativo y cualitativo de los medios y recursos necesarios para satisfacer la hipótesis.

Son dos los tipos de hipótesis que se pueden plantear: la hipótesis más peligrosa y la hipótesis más probable para que el diseño del DPR cumpla los mínimos requisitos de seguridad.

### Hipótesis más peligrosa

Estas hipótesis se refieren a la peor consecuencia que puede tener lugar, el daño más peligroso y más complicado.

La posibilidad de que ocurra es muy baja, pero hay que tenerlo en cuenta ya que las consecuencias de no calcular esta hipótesis pueden ser desastrosas.

### Hipótesis más probable

Esta hipótesis se refiere a las consecuencias más probables que se pueden dar en un acontecimiento. Puede derivar de acontecimientos pasados sobre el número de personas, y las características del grupo, como la edad, las patologías, etc.

Existe una alta probabilidad de que ocurran los riesgos de la hipótesis; suelen ser accidentes que tienen lugar en las mismas situaciones y con las mismas características.

El diseño de hipótesis puede ocasionar que la elección de los medios y recursos no sea la adecuada, por lo que la importancia de esta fase es muy grande.

## 5. Identificación de recursos

La identificación de los recursos es un proceso imprescindible en la fase diseño del DPR. Se debe tener en cuenta para este proceso los medios y recursos que ya se poseen para saber si son o no aprovechables.

Hay que destacar dos tipos de recursos a disponer: los recursos humanos y los móviles.

### Recursos humanos

Se debe tener en cuenta tanto el personal sanitario como el logístico. En ambos casos, existen varios puntos a establecer:

- La titulación que se va a exigir a cada trabajador, es decir, hay que tener en cuenta los requisitos académicos que se requieren para prestar los servicios como médico, enfermera/o, TES, transportista, etc.
- La cantidad de trabajadores que serán necesarios, ya que se puede dar la situación de que el número de profesionales de los que se dispone sea insuficiente para el desarrollo del DPR.

### Recursos móviles

Los recursos móviles hacen referencia a los vehículos que están a disposición del DPR. No solo constituyen este grupo los vehículos de transporte sanitario, sino también los no sanitarios. Estos son:

- **Vehículos no sanitarios:** se encargan del transporte de materiales del DPR y transporte de personal; por ejemplo, autobuses, si se necesitase mucho personal de actuación en campo y la distancia fuese muy grande.
- **Vehículos sanitarios:** estos son vehículos que están destinados al traslado de personas que requieren asistencia y, además, para prestar asistencia in situ. Pueden ser de diferentes tipos: aéreos (helicópteros y aviones medicalizados) y terrestres (ambulancias básicas, UVI móvil o VIR), con diferentes equipamientos dependiendo de las necesidades del servicio.

### Las comunicaciones

Son otra parte importante de los medios que hay que tener en cuenta, ya que son los recursos que se emplean para poder mantener conectadas a todas las personas que participan en las unidades del dispositivo, entre ellas y entre las unidades y las instituciones territoriales. Suelen proporcionar telefonía móvil y radiotelefonía. Si se usan sistemas de radio, hay que estar en posesión de una serie de repetidores que se deberían instalar de forma previa si se desea su uso.

## Las infraestructuras

Son los espacios en los que físicamente se va a realizar la actividad asistencial. A la hora de determinar la ubicación de las infraestructuras, se deben estudiar en un plano, teniendo en cuenta su accesibilidad y que sea fácil de encontrar por la población.

También se debe tener en cuenta la forma en la que las personas van a fluir para evitar las obstrucciones de este flujo y los problemas de avalanchas o en la evacuación. Existen dos tipos de infraestructuras:

- **Estructuras permanentes:** son estructuras que están presentes de forma permanente en el recinto, como, por ejemplo, las diferentes clínicas que se encuentran en las plazas de toros o en los estadios de fútbol.
- **Estructuras temporales:** estas son estructuras que se pueden montar y desmontar, dependiendo de las necesidades del dispositivo. Suelen ser tiendas de campaña, casetas, hospitales de campaña, etc.

## Los recursos materiales

Son los materiales y herramientas que van a necesitar los trabajadores para el desarrollo del dispositivo y poder realizar las actividades. El material sanitario será aquel que es usado por el personal sanitario. Estos materiales básicos de asistencia sanitaria son:

- **Equipo de oxigenoterapia:** los materiales que componen este equipo son: balas de oxígeno, respiradores para la administración de aerosoles, aspirador de secreciones y materiales para intubar (cánulas de Guelde, laringoscopio, etc.).
- **Equipo cardiovascular:** el equipo debe contener básicamente un desfibrilador, monitor de constantes y realización de electrocardiogramas (un registro del funcionamiento cardiaco), materiales para la medida de la tensión arterial y para la canalización de vías periféricas.

- **Equipo traumatológico:** como son los collarines cervicales, tablas rígidas de transporte, férulas y, en general, materiales de transporte de paciente traumatológico y de inmovilización.
- **Material de curas:** gasas, vendas, povidona yodada, suturas, esparadrapo, etc.
- **Material quirúrgico:** equipos de quirófano para realizar diferentes técnicas de urgencias, como la cricotirotomía, control de hemorragias, etc.
  **Nota:** la cricotirotomía es una incisión que se realiza en la garganta para dejar la vía aérea permeable.
- **Bombas de infusión y medicación:** analgésicos, insulinas, relajantes musculares, corticoides, antieméticos, diuréticos, antihipertensivos, etc.
- **Sueros:** como el suero fisiológico, glucosalino, ringer lactato, etc.
- **Material diagnóstico:** como las tiras reactivas de glucosa, combur test, etc.

El material no sanitario será el que requiera el resto del personal, como son los equipos de organización y comunicaciones, logística, servicios de protección y vigilancia, servicio de limpieza, etc.

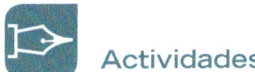

## Actividades

8. Señalar cuáles cree que serán los materiales del equipo no sanitario, y poner algunos ejemplos.

# 6. Planificación operativa

La planificación operativa es la fase final del diseño del dispositivo de riesgo. En los anteriores apartados se han visto los medios, la infraestructura, antecedentes, etc.; y en este se va a tratar cómo se deben organizar todos esos medios humanos y técnicos para la correcta evolución del dispositivo.

Son varios los puntos a tener en cuenta y diferentes cuestiones, como, por ejemplo, qué actividades se realizarán, quién coordinará las diferentes actividades y todos los mecanismos de funcionamiento del DPR.

## 6.1. Cronograma general

Con la realización de un cronograma se hace un estudio para planificar el tiempo. Se deben relacionar las diferentes actividades que se van a llevar a cabo y el momento en el que se van a realizar. También se debe tener en cuenta la localización de los diferentes dispositivos que están actuando. En resumen, se hace una referencia a todos los movimientos tácticos que debe hacer un equipo durante el desarrollo del plan.

Un ejemplo de cronograma sería el siguiente:

| Fase | Dispositivo | Fecha | Horario |
|------|-------------|-------|---------|
| 1 | UVI móvil 1 + ambulancia básica 1 | 9/08/2024 | 12:00-14:00 |
| 2 | UVI móvil 2 + ambulancia básica 2 | 9/08/2024 | 14:00-16:00 |
| 3 | UVI móvil 1 + ambulancia básica 1 | 9/08/2024 | 16:00-18:00 |
| 4 | UVI móvil 2 + ambulancia básica 2 | 9/08/2024 | 18:00-20:00 |

En este cronograma se indicarían las diferentes fases de actuación que hay, los dispositivos que debe haber en cada fase, la fecha de realización y el horario. Una vez se cumpla el horario, los dispositivos pueden ir a otro tramo a realizar sus funciones.

## 6.2. Organigrama funcional

El organigrama es una planificación de todos los órganos necesarios y las funciones que se deben llevar a cabo dentro del dispositivo. Además, se encarga de establecer las relaciones que debe haber entre los diferentes grupos, entre ellos y las instituciones relacionadas.

El organigrama se basa en la jerarquía de responsabilidades, quedando en la primera línea los responsables de organización del DPR; este dirige a los coordinadores de las unidades, que a su vez controlan a los jefes de cada servicio, transportes, equipos médicos, servicios de ambulancias y personal de apoyo logístico.

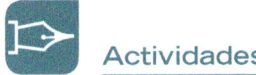

## Actividades

9. Realizar un organigrama teniendo en cuenta los datos que se han dado en el apartado anterior.

## 6.3. Despliegue y ubicación de los elementos, rutas de evacuación y normas de régimen interno

En este apartado se verá de forma conjunta estos tres factores que se deben tener en cuenta en el diseño del DPR.

El despliegue y ubicación de los elementos consiste en diseñar dentro del dispositivo las zonas donde se colocarán los diferentes equipos y puestos de control. Es muy importante el estudio de las ubicaciones de los puestos de servicio, por la seguridad de los trabajadores y para que el tiempo de actuación sea el más corto posible.

Las rutas de evacuación se deben diseñar con mucha precaución, de tal manera que las evacuaciones que se deban realizar se hagan de forma rápida y sin accidentes relacionados. Se debe asegurar que ningún vehículo de los que se estén usando para el DPR esté obstruyendo las salidas de emergencias. Estas salidas de evacuación deben estar bien señalizadas, que sean lo más amplias posible y que en todo momento se encuentren despejadas.

Las normas de régimen interno hacen referencia a las que se plantean con la activación del dispositivo de riesgo. Además la organización debe tener una serie de normas de funcionamiento, que son las siguientes:

- Denominación del responsable y su sustituto.
- Funciones que debe realizar cada miembro del grupo.
- Horarios.
- Funciones que se desarrollan en caso de activación del dispositivo.
- Protocolos de actuación ante cada situación previsible.
- Protocolos sanitarios.
- Rutas de evacuación.
- Normas de evacuación.
- Disciplina en el uso de indicativos.

## 6.4. Protocolos asistenciales y de evacuación y coordinación interinstitucional

Cuando se habla de protocolo se hace mención a una norma o una serie de normas que se toman como referencia para una determinada forma de actuar. Cuando existe mucha variedad de criterios con respecto a un tema, como el caso de una situación de emergencias, pueden surgir multitud de opiniones sobre cuál sería la actuación correcta. De ahí que exista el protocolo, que son unas normas consensuadas y estudiadas que dan respuestas a cómo se debe actuar en situaciones muy determinadas.

Aunque trabajar basándose en los protocolos puede tener el aspecto negativo de que se presente una situación que no está protocolizada, y por tanto no se sepa a ciencia cierta cómo actuar, estos deben ser revisados de forma continua dada la evolución constante de la ciencia.

De cualquier modo, son herramientas muy utilizadas y ahorran mucho tiempo con su uso. Destacan dos tipos de protocolos:

- **Protocolos asistenciales:** se refieren a protocolos que se tienen en cuenta en el caso de patologías concretas, como, por ejemplo, parada cardiorrespiratoria, infarto agudo de miocardio, *shock,* etc.

- **Protocolos de evacuación:** con ellos se establecen pautas de actuación en la evacuación del recinto. Puede que el protocolo ya se haya diseñado en base a otros eventos anteriores que han requerido la evacuación; si no, hay que diseñarlos y elaborarlos.

En el caso que el DPR se viese desbordado en su actividad por algún tipo de catástrofe o desastre, se tendrá que unir al plan de emergencias local y coordinarse con ellos para actuar en esta situación.

 Importante

Si el DPR se ve desbordado en su actividad ante una catástrofe, se debe unir a un plan de emergencias local o municipal.

Los mecanismos de coordinación interinstitucional se incorporan al DPR, tal y como se ha comentado, cuando se desborda la situación. Se incorpora entonces a un plan de emergencias local, para que así se pueda controlar la situación. Participan en estos procesos tanto entidades públicas como privadas, prestando sus recursos al control del desastre.

De este modo se evita que la toma de decisiones con respecto a la situación de emergencia quede en manos de varias personas. Así se asigna un solo coordinador, que es el que organiza el trabajo y toma las decisiones.

 Ejemplo

En un macroconcierto al aire libre en el que se ha creado un DPR, se produce una gran inundación por el desbordamiento de un río cercano. En ese caso, el DPR se debe unir a un plan de emergencias local o municipal, ya que este desastre desborda a los equipos.

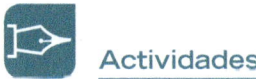

## Actividades

10. Enumerar los puntos de la planificación operativa y realizar un pequeño resumen de cada uno de ellos.

---

# 7. Resumen

El dispositivo es un proceso que se activa en determinados eventos en los que se agrupan muchas personas. Cada evento posee unas características diferentes, y dependerá del número de personas, del tipo de evento, etc. Dependiendo de estas características, variará el tipo de dispositivo que se pondrá en actividad.

El número de personas se debe tener en cuenta en la fase de diseño del DPR, además de otros factores como los antecedentes; es decir, la información que se tiene de acontecimientos anteriores de similares características.

Se deben fijar una serie de objetivos, para así desarrollar la actuación con coherencia, y realizar un análisis de la situación donde se tendrá en cuenta la fecha y hora del evento, su duración, motivo del evento, el tipo de población a la que se dirige, etc.

Con la elaboración de hipótesis se puede tener una idea de los posibles efectos y riesgos que pueden ocurrir. Para continuar con la fase de diseño, se debe realizar el recuento de materiales que se van a necesitar, recursos humanos, comunicaciones e infraestructuras.

Gracias a los protocolos de actuación se agiliza la toma de decisiones. Todas las decisiones están protocolizadas y cada situación tiene su acción o actividad prediseñada; así todo el grupo actuará de la misma forma.

Ejercicios de repaso y autoevaluación

1. ¿Cuál afirmación es correcta con respecto a la definición de los DPR?

    a. Nunca se activan ante aglomeraciones de personas.
    b. Se llevan a cabo por varios grupos diferentes.
    c. No suelen participar los sanitarios.
    d. Siempre está activo, no es necesario un acto especial para su activación.

2. Indique si las siguientes afirmaciones son verdaderas o falsas:

    a. Un macrodispositivo es el que requiere mayor movilización de recursos.

        ☐ Verdadero
        ☐ Falso

    b. En los macrodispositivos el riesgo es mínimo.

        ☐ Verdadero
        ☐ Falso

    c. Un dispositivo intermedio es el que conlleva más riesgos.

        ☐ Verdadero
        ☐ Falso

    d. Un dispositivo menor es el que moviliza menos medios.

        ☐ Verdadero
        ☐ Falso

3. Con respecto a los componentes mínimos de un DPR, ¿cuál es la respuesta incorrecta?

    a. Puesto medico.
    b. Centro de coordinación.
    c. Puesto de asistencia terciaria.
    d. Unidades de transporte.

**4. ¿Cuál de estas actividades no es causa para la activación del DPR?**

    a. Festivales de música.
    b. Corridas de toros.
    c. Fiestas patronales.
    d. Partidos de futbol.

**5. ¿Qué tipo de dispositivo se activaría en un evento que se espera tenga 7.000 personas?**

    a. Dispositivo intermedio.
    b. Macrodispositivo.
    c. Microdispositivo.
    d. Dispositivo menor.

**6. De las siguientes actividades, ¿cuál no pertenece a la fase de diseño del DPR?**

    a. Antecedentes de acontecimientos.
    b. Tipo de transportes.
    c. Montaje del dispositivo.
    d. Análisis del acontecimiento.

**7. De las afirmaciones siguientes con respecto a la fase de diseño, ¿cuál es falsa?**

    a. Se debe calcular el gasto que genera el DPR.
    b. En esta fase se desarrolla todo el diseño del DPR.
    c. Hay que pedir permisos para el desarrollo del DPR.
    d. Se planean cuáles serán los medios y los organizadores del DPR.

**8. ¿Cuál de las siguientes características no se debe tener en cuanta en la fase de diseño del DPR?**

    a. El lugar.
    b. El diseño del escenario.
    c. El momento.
    d. Los niveles de riesgo.

**9. ¿Qué afirmación con respecto a los antecedentes es la correcta?**

    a. Estudia los eventos futuros.
    b. Limita el diseño del DPR.
    c. Es una buena forma de información.
    d. No los conocemos por informes.

**10. Escriba dos objetivos generales y dos objetivos específicos del DPR.**

_____
_____
_____
_____

**11. ¿Cuál de estos factores no se debe analizar para el diseño de un DPR?**

    a. El poder adquisitivo de los participantes.
    b. Las fechas.
    c. Riesgos industriales.
    d. Las naturaleza del evento.

**12. ¿Cuál no es una situación de riesgo de las que hay que tener en cuenta?**

    a. Las características del lugar elegido.
    b. El lugar elegido.
    c. Estado de las carreteras.
    d. Comportamiento de las personas.

**13. Relacione los siguientes conceptos.**

    a. Riesgos individuales.
    b. Riesgos colectivos.

    __ Huracanes.
    __ Enfermedades cardiacas.
    __ Epidemias.
    __ Enfermedades gastrointestinales.
    __ Traumatismos.

### 14. La hipótesis más peligrosa es aquella que...

a. ... produce un grupo formado por personas peligrosas.
b. ... hay riesgo de lluvias.
c. ... son las más probables.
d. ... son la peor consecuencia que puede haber en un evento.

### 15. ¿Cuál no es un recurso material de oxigenoterapia?

a. Bomba de oxígeno.
b. Mascarilla.
c. Collarín cervical.
d. Aspirador de secreciones.

### 16. ¿Cuál de las siguientes afirmaciones no es una norma de funcionamiento del régimen interno?

a. Horarios.
b. Dietas.
c. Rutas de evacuación.
d. Protocolos sanitarios.

Capítulo 5
# Fase de ejecución y desactivación del DRP

# Contenido

# 1. Introducción

En este capítulo se va a estudiar el proceso de ejecución y la desactivación de un dispositivo de riesgo. Una vez se ha diseñado y activado el DRP, tal y como se ha visto anteriormente, se pasa a la ejecución del mismo; es decir, poner en práctica todas las cuestiones que se han diseñado para el desarrollo del DRP por parte de los diferentes grupos. Cada uno de ellos tendrá una función diferente, según su profesión, y unos turnos de trabajo que dependerán del horario del evento.

Una vez haya finalizado el evento, se pasa a la desactivación del DRP. Para ello, es necesario desalojar a todo el personal, y se darán una serie de pasos hasta terminar todo el proceso del DRP. En todos los procesos será el director del plan el que se encargue de la activación, el control y la desactivación.

# 2. Fase de ejecución

La fase de ejecución es aquella en la que se ponen en práctica todos los aspectos del DRP que se han diseñado anteriormente. En esta fase se realiza todo el despliegue de medios y recursos necesarios para la activación del plan.

Es importante que el DRP se active antes que tenga lugar el acontecimiento. En el diseño se especifican de forma cronológica todas las actividades que se van a llevar a cabo. De ahí que sea importante la antelación de la activación.

En la fase de ejecución existe una serie de actividades que se llevan a cabo por un orden cronológico. Estas actividades son:

1. Realizar una revisión previa del material.
2. Se debe realizar el montaje de todas las estructuras del DRP, las diferentes áreas y zonas de atención, los puestos secundarios de atención, etc.
3. Se informarán a los profesionales que participan en el DRP de cuáles son sus funciones, las actividades que deben realizar y los diferentes turnos de trabajo que tienen, así como los horarios que deben cumplir. También se les explicará si hay que tomar alguna medida extraordinaria de protección o en el proceso de desarrollo.

4. En el caso de que sea la primera vez que el equipo participa en un DRP, será necesario explicarles a sus miembros cómo se desarrolla el proceso, uso de los equipos, medios de comunicación, jerarquía, protocolos, etc.
5. Por último, hay que prepararse para la llegada de los participantes del evento y comenzar con las actividades que se diseñaron con anterioridad.

El material debe ser revisado antes que el dispositivo se active. El personal debe asegurarse que el material es el necesario, que funciona correctamente y si está bien localizado. Este proceso se debe llevar a cabo cada vez que se cambie de turno o profesional, o cuando se active una nueva parte del dispositivo. Se debe hacer una reposición de los materiales que ya se hayan usado para que estén en un número adecuado siempre, como son los medicamentos, cánulas y materiales de un solo uso.

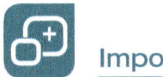

## Importante

Antes de que se active el dispositivo hay que revisar todo el material que se vaya a usar, y luego reponer el que se haya utilizado.

Se deben llevar a cabo diferentes actividades mientras se desarrolla el dispositivo, que se verán a continuación.

## Actividades

1. Realizar un esquema indicando las diferentes actividades que se deben llevar a cabo en el proceso de ejecución del DPR.

## 3. Organización y gestión de recursos

En todo Dispositivo de Riesgo Previsible existe un director. Esta figura se encarga de la coordinación y gestión del proceso. Esta persona será la encargada de buscar un grupo de gestores, que van a llevar a cabo la gestión del los recursos y medios que se ponen a disposición del servicio del DRP.

Las funciones del director del dispositivo son las siguientes:

- El director se debe encargar de recibir las demandas del desarrollo, es decir, las diferentes peticiones en relación a la toma de decisiones y resolución de problemas que pueden aparecer.
- Se encargará también de la realización de contratos del personal y sus fichas del dispositivo. También pedirá los diferentes presupuestos para que el personal reciba todos los materiales necesarios para la realización de sus actividades.
- El director del dispositivo tiene que poseer una serie de conocimientos en organización y gestión, conocimientos en medicina o sanidad y capacidad de trabajo en equipo y habilidades sociales.
- Esta figura también se encargará de solicitar y organizar presupuestos para el abastecimiento del personal y para la contratación de un grupo logístico que se encargue de proporcionar los medios y recursos necesarios y su debido transporte. El grupo logístico debe asegurar que prestará sus servicios a la hora y fechas indicadas en el diseño del DRP.
- Por último, la función del director también será la de asegurarse que el personal que está contratado esté en sus puestos de atención, que los profesionales cumplan sus requisitos académicos mínimos y que estos y los materiales se encuentren en número suficiente para el desarrollo del DRP.

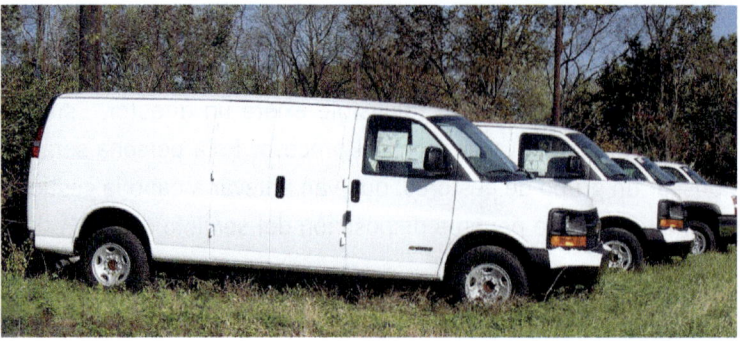

*El grupo logístico tiene su importancia dado que sin su colaboración es muy difícil el traslado de materiales y personas de un lugar a otro del dispositivo.*

 Actividades

2. Realizar un esquema de las diferentes funciones del director del DRP. Intentar poner algún ejemplo práctico de cada una de esas funciones.

## 4. Transporte

En lo que respecta al transporte del material y los profesionales que participan en él, hay que comentar que son vehículos de transporte no sanitario. Dependerá de las características del evento y el número de personas que participen en él, la variedad de vehículos que se van a usar y su número.

Todos estos datos con respecto a las características y el número de vehículos deberán estar especificados con anterioridad en el diseño del DRP.

Todos los vehículos que participen en el transporte deberán tener al día toda la documentación (seguros, revisiones, matriculación, etc.) y haber pasado todas las revisiones pertinentes. También se debe comprobar su funcionamiento.

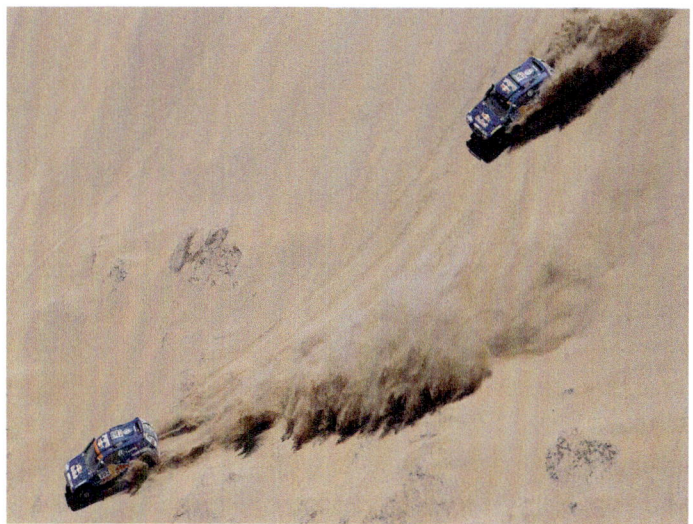

*En las carreras que se realizan en el desierto existen vehículos habilitados para la ayuda y transporte de material.*

## 5. Concentración y clasificación del material

Una vez que el material ha sido trasladado al lugar del evento, se debe proceder a su clasificación y concentración; es decir, hay que realizar un recuento exhaustivo de todo el material que se había preparado y el que se encuentra en el lugar del evento.

Todo el material se clasificará dependiendo de sus características, si es material sanitario, de montaje, infraestructuras, etc. Una vez esté todo preparado y organizado, se procederá a comprobar que todos los equipos funcionan correctamente.

Por ejemplo, en el material sanitario se deberá comprobar el funcionamiento de los monitores, el desfibrilador, las balas de oxígeno, manómetros, etc. En el caso de la organización, se hace imprescindible la comprobación de los sistemas de comunicación que existen entre los diferentes grupos, ya que si presentan alguna deficiencia se alteraría el proceso tanto de montaje de los grupos de asistencia como la colaboración interdisciplinar de todos los grupos de profesionales.

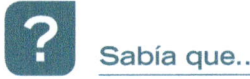

**Sabía que...**

Un desfibrilador tiene un coste medio de entre 700 y 1.000 euros, y gracias a estos aparatos se salvan las vidas de miles de personas al año en España.

Para realizar el proceso de clasificación del material se concentrarán todos los profesionales y todos los materiales en un lugar de referencia próximo al acontecimiento o en el acontecimiento en sí. Se procederá al reparto de los diferentes materiales, y a partir de este momento cada equipo conocerá los que tiene y lo que debe realizar con ellos, quedando en sus manos la responsabilidad de su correcto uso y mantenerlos en unas condiciones adecuadas.

## 6. Montaje del dispositivo

Para la realización del montaje del dispositivo, es decir, para montar todo el dispositivo de forma física, se deben conocer las características del terreno y la localización exacta de las diferentes estructuras.

### 6.1. Estudio del terreno

Los responsables de la organización del dispositivo, el director del dispositivo y el órgano gestor son los encargados de evaluar sobre el terreno el emplazamiento de las infraestructuras y sus unidades asistenciales. En el caso de que apareciese algún problema o alteración en el diseño del DRP sobre la localización de las unidades del dispositivo, se podrán realizar las correcciones y cambios en la ubicación, cuando con anterioridad se haya estudiado una serie de alternativas y las consecuencias de la nueva ubicación.

Estos cambios en la situación de algunas unidades pueden estar motivados por modificaciones que se hayan producido en el terreno y alteren la accesibilidad al lugar o por variación de la red hídrica, eléctrica, gas, alcantarillado y otras redes locales.

## 6.2. Emplazamiento de las infraestructuras

Una vez se han localizado todas las zonas, se procederá al montaje. En primer lugar, se localizará y montará el Centro de Control y Coordinación, donde se situará el director del DRP y su equipo gestor.

Posteriormente, se montarán el resto de unidades que precisen una infraestructura determinada y una ubicación concreta, y se dotarán del material que requieran para realizar sus funciones. Por último, y una vez se hayan montado todas las unidades, se colocarán las señalizaciones correspondientes. Estas señalizaciones facilitarán la identificación de la asistencia que se da en cada una de las unidades y dónde localizarlas de forma rápida y simple.

 Actividades

3. Indicar cómo se realiza la clasificación y concentración del material.

## 7. Información a los profesionales

La información que se ofrece a todos los profesionales que participan en el DRP es importante, ya que estos deben conocer todas sus funciones. Además, todos los profesionales deberán conocer el desarrollo y las diferentes fases del DRP.

Toda esta información se les dará en formato de informes, donde se especificarán las fases, las actividades de cada uno, el cronograma, los protocolos de actuación, etc.

Como normal general, se realizará una reunión previa donde se dará toda esta información de forma oral, y es donde se comenzará la coordinación de los grupos y la presentación formal de todos los profesionales. En estas reuniones o en el informe debe haber una información determinada. Esta información es:

- **Características de la concentración.** Se dará información sobre las fechas, horarios, tipo de evento, personas que participan en él, etc.
- **Unidades dispuestas.** Se informará sobre el número de unidades, sus características y su localización en el DRP.
- **Asignación de personal a cada unidad**. Su número está determinado por las características del equipo. Debe constar en un informe su nombre completo y título.
- **Especificación del turno de trabajo.** Se debe especificar en la información de la duración de los turnos, desde su inicio y a su fin. En todo momento deben quedar cubiertos todos los puestos del dispositivo.
- **Funciones.** Cada profesional tiene unas funciones específicas de su profesión y titulación que son conocidas por él. Se deberá informar únicamente sobre actividades que se den de forma aislada en el DRP que se vaya a poner en acción.
- **Protocolos operativos.** Donde se especifican las respuestas a diferentes situaciones.
- **Uniformes.** Se les indicará el tipo de uniforme que deben llevar dependiendo de las características del evento.

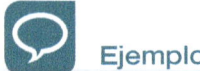 Ejemplo

Un médico sabe por su profesión cómo realizar la reanimación de un paciente; sin embargo, deberá ser informado del sistema de evacuación del recinto, ya que esa información no es conocida por él.

## 7.1. Aplicación práctica sobre la información a profesionales

Realice un informe para los profesionales usando los siguientes datos:

- Características de la concentración: concierto de rock al aire libre en Sevilla, campo de la feria. Con una duración de 48 horas, de 9 a 9 horas.
- Unidades dispuestas: 6 ambulancias, 3 sin equipamiento y 2 con UVI móvil y un puesto base.
- Personal asignado: cada ambulancia tiene 3 personas, médico, enfermero/a y técnico; y en el puesto base 2 médicos y 2 enfermeros/as y 2 conductores de autobús.
- Turnos de trabajo: turnos de 12 horas, de 9 a 22 horas y de 22 a 9 horas.
- Funciones: las básicas de cada profesional, además de capacidad para avisar a los equipos de seguridad.
- Protocolos operativos: se conocerán los protocolos de avalanchas humanas y agresiones. En ambos casos el protocolo es la evacuación de la zona.
- Uniformes: deben ser veraniegos y con capacidad reflectante.

### Solución

El director del DRP a los participantes del mismo: "El festival de música rock que se celebrará en la localidad de Sevilla, en el campo de la feria de abril, se caracteriza por la afluencia de más de 25.000 personas. Dará comienzo el día 23 de septiembre a las 9 horas y finalizará el 25 de septiembre a las 9 horas.

Se deben conocer los protocolos de avalanchas humanas y actitud agresiva, ya que se espera que sean los más comunes sucesos. En ambos casos, se actuará evacuando la zona lo más rápido posible y atendiendo a los heridos.

Para la atención, se dotará el evento de 6 ambulancias, 3 sin equipamiento de RCP y 2 de ellas con UVI móvil. Cada equipo de ambulancias estará formado por 3 personas, médico, enfermero/a y técnico sanitario. También existirá un puesto de atención base, con 2 médicos y dos enfermeros/as. Se estará en posesión de un autobús, con 2 conductores, para el traslado de los trabajadores, ya que se prestará servicio en turnos de 12 horas, de 9 a 22 horas y de

22 a 9 horas. Estos turnos serán fijos y aunque con posibilidad de realizar cambios de turno, llegando la duración del turno a las 24 horas como máximo.

Los uniformes serán veraniegos, dadas las fechas y la localización del evento, y con capacidad reflectante para la noche.

Las funciones de los profesionales serán las básicas de todo DRP, poniendo especial atención al aviso de los servicios de seguridad si ocurriese algún incidente violento.

Características de la concentración: concierto de rock al aire libre en Sevilla, campo de la feria. Con una duración de 48 horas, de 9h a 9h.

## 7.2. Funciones del personal. Protocolos operativos

Las funciones de cada profesional vienen dadas por su formación, y en el DRP se formularán las funciones específicas de cada uno. Estas funciones son las siguientes:

- **Jefe de sección.** Sus funciones específicas son:

  - Debe realizar la coordinación de la sección que tiene a su cargo y la gestión de todos los recursos, tanto materiales como humanos.
  - Debe asegurarse del buen funcionamiento de esta sección, supervisar el trabajo de sus operarios y dirigir sus actividades.
  - Debe garantizar que todo se desarrolla del modo adecuado, según el diseño del dispositivo.
  - Debe dar la información precisa y adecuada a las diferentes unidades con las que está coordinado y con el Centro de Coordinación.
  - Informará de cualquier problema, desperfecto o fallo que tenga lugar durante el desarrollo del dispositivo.
  - Elaborará un informe detallado de lo ocurrido en el DRP, tanto si todo ha sucedido con normalidad como si ha tenido lugar algún tipo de incidencia.

- **El coordinador.** Sus funciones son:

  - Debe coordinar todas las unidades que forman parte del dispositivo y la relación que el dispositivo tiene con el resto de instituciones participantes.
  - Se encarga de dar información de todos los acontecimientos, el desarrollo del dispositivo y si existe algún tipo de alteración o incidencia.
  - Garantizará que los sistemas y redes de comunicación funcionan adecuadamente.

- **Jefe de equipo.** Sus funciones son:

  - Coordinará su equipo, tenga las características que tenga y con sus funciones principales, y revisará de forma periódica el material con ayuda del resto de participantes de su grupo.
  - Será el encargado de hacer un registro de todas las actividades e intervenciones que se llevarán a cabo, un registro de las comunicaciones que realice con el Centro de Coordinación y todas las incidencias que tengan lugar durante la ejecución del DRP.
  - Será el responsable de que se cumplan todas las tareas que se le han pedido a su equipo.

- **Médico/enfermero/a.** Sus funciones son:

  - Dirigirá la asistencia sanitaria durante el dispositivo.
  - Se encargará de dar las pautas adecuadas de evacuación del recinto.
  - Prestará sus servicios sanitarios en la medida que se lo permita su titulación. Por ejemplo, un enfermero/a no puede realizar funciones de médico, no está dentro de su cualificación.
  - Proporcionará apoyo a los técnicos de emergencias que requieran su colaboración.

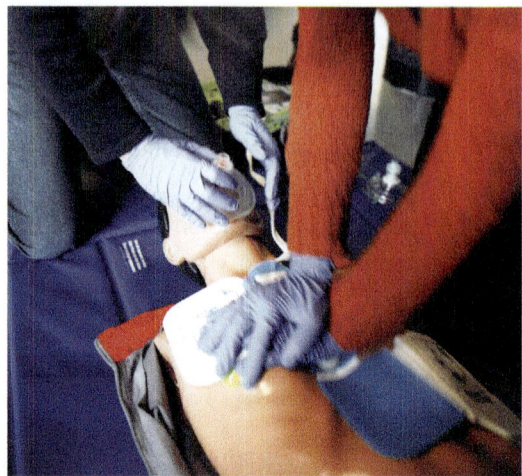

*Una de las funciones más importantes del servicio médico es la realización de la RCP.*

- **Técnicos de emergencias.** Sus funciones son:

  - Debe colaborar en la asistencia social y sanitaria, así como en el mantenimiento del material que usen.
  - Ayudará al servicio de médicos y enfermeros/as.
  - Comunicará las incidencias que tengan lugar en el DRP.

- **Conductores.** Sus funciones son:

  - Debe revisar y garantizar el funcionamiento correcto de los vehículos que se van a utilizar y comunicar cualquier fallo que se produzca en los mismos.
  - Deberá conocer todas las normas de circulación de vehículos de emergencias.
  - Deberá mantener unas condiciones de limpieza y orden correcto en el vehículo.

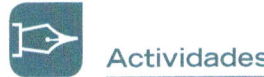

## Actividades

4. Realizar un esquema sobre todos los profesionales que forman parte del DRP e identificar sus funciones.

En los protocolos operativos se explican los roles y las responsabilidades que cada grupo y cada participante debe saber.

## Definición

**Protocolos operativos**
Son informes que contienen la política y las instrucciones que todos los grupos deben seguir para el correcto desarrollo del DRP.

Los protocolos se deben usar durante todas las fases del dispositivo. En el caso de los protocolos operativos, se deben seguir durante toda la fase de ejecución. La idea de su creación es seguir paso a paso las acciones que todos los participantes deben realizar.

En los protocolos se debe recoger de forma explícita cuáles son los circuitos de aviso y llegada de las ambulancias, así como los criterios para realizar una toma de decisiones sobre diferentes circunstancias que se pueden producir. También deberán reflejar la actuación en caso de evacuación del recinto y definir qué función tiene cada persona en cada uno de los protocolos que se van a definir.

Todas las personas que participan en el DRP deben conocer los protocolos que deben seguir en todas las situaciones. Se deben crear diferentes tipos de protocolos, como el de activación de las unidades, la realización de un informe al finalizar el DRP, ejecución de medidas según la situación y un protocolo de comunicaciones.

## 7.3. Uniformidad, horarios, control de vehículos, lenguaje de comunicación y códigos de transmisión

### Uniformidad

La uniformidad es un distintivo que deben tener los trabajadores del DRP. No solo es de utilidad para poder distinguir un tipo de profesional de otro, sino que también es útil para la protección del trabajador y su comodidad.

El uniforme suele estar formado por camisa o camiseta, jersey, pantalón homologado, zapato homologado y abrigo reflectante. Todas estas prendas deben ser de un material resistente, ignífugo, transpirable y, por supuesto, que de comodidad y confort. El calzado es muy importante, y debería ser de material protector e impermeable, ya que para el trabajo en el campo o en condiciones de lluvia debe dar protección al trabajador ante resbalones o caídas.

Cada grupo llevará una coloración diferente en sus prendas, así se podrá distinguir el equipo médico, el logístico, la organización del evento, técnicos, etc. Aun así, cada profesional deberá poseer una acreditación que tendrá que llevar siempre con él, en la que se indique su nombre y apellidos, fotografía, cargo y otros datos de interés, para así evitar intrusismos.

En el caso del personal médico, además de las funciones antes reflejadas, el uniforme sirve para romper la cadena epidemiológica, puesto que los uniformes de los profesionales sanitarios cabe esperar que se manchen con restos biológicos, que pueden estar infectados de diferentes tipos de bacterias y virus infecciosos; por ello, es importante que en el caso de los sanitarios lleven un uniforme de repuesto y tengan como equipo batas protectoras en el caso de hemorragias, etc.

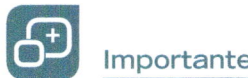

## Importante

El personal sanitario está en contacto con fluidos como sangre, orina, etc., sustancias susceptibles de provocar una infección, por ello son una fuente importante de contaminación y se deberán cambiar el uniforme siempre que sea necesario.

Además del uniforme homologado se deberá proporcionar al trabajador un casco con pantalla, gafas protectoras, gorras o sombreros, mascarillas, guantes y la ropa deberá ser adecuada a la estación del año.

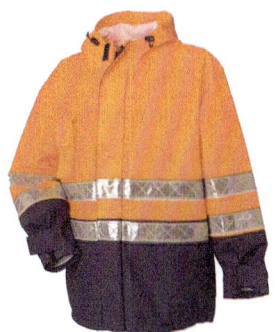

*Es importante que el uniforme lleve franjas reflectantes, para que se pueda ver bien en la oscuridad.*

## Actividades

5. Realizar un resumen de las características que debe poseer el uniforme de una persona que actué en un DRP.

## Horarios

Los horarios de los profesionales y los turnos de trabajo vendrán dados por la duración del evento; no es lo mismo que el evento dure una hora que varios días. La duración del turno varía de una comunidad a otra, y está regida por la legislación de cada comunidad. En el caso que el evento dure menos de 24 horas, habrá un solo turno o dos, dependiendo de la carga de trabajo que tenga el grupo. Se informará a las personas que forman el grupo de la hora de inicio y fin de sus actividades.

Si en el evento durase más de 24 horas, la turnicidad o la organización de los turnos es obligatoria, ya que se debe proporcionar dentro del turno horas de descanso organizadas. Los descansos deben ser de unas horas en porcentaje de las horas que se van a trabajar y el esfuerzo a realizar.

Los turnos se hacen para procurar el descanso del personal, y pueden ser de mañana, tarde y noche, o tramos de 24 horas de trabajo y 24 horas de descanso. Esto, como se ha comentado antes, vendrá descrito por la carga de trabajo o las horas en las que se haga necesario un refuerzo; por ejemplo, en un festival de música habrá más actividad por la noche que por la mañana, por ello se haría necesario que todos los trabajadores se activasen por la noche y el descanso de la mañana fuese rotatorio.

## Control de vehículos

El control de vehículos se debe realizar siempre que se cambie el turno. Cuando el trabajador termine su turno debe realizar una revisión del vehículo, de su funcionamiento y limpieza. En el caso de que se trate de la UVI móvil también se tendrán que revisar los materiales que tienen que estar en stock, y reponer los que falten, todo ello antes de acabar el turno.

## Lenguaje de comunicación y códigos de transmisión

El lenguaje de comunicación y códigos de transmisión es la forma en la que todos los equipos van a comunicar a distancia; esta comunicación se realizará por medio de telefonía móvil o por medio de *walkie talkie*. En caso de que se trate de telefonía móvil, los códigos se usarán para que la comunicación sea lo más rápida o efectiva posible; por ejemplo, con respecto al equipo sanitario, se creará un sistema de prioridades, siendo la prioridad 1 un accidente grave con personas en estado de inconsciencia o shock, a la prioridad 3 o 4 en las que los heridos son de poca gravedad.

En caso de que se use la comunicación por emisoras de radio, se podrán utilizar diferentes canales o emisoras. Por norma general, existirá un canal común, al que estén todos los receptores conectados, que es de utilidad para dar mensajes generales. Existirán otros canales, en los que se podrán comunicar unos equipos con otros, siendo solo ellos los que se comunican entre sí.

También existen determinados códigos que indican diferentes situaciones. Aparte de las prioridades sanitarias, pueden indicar la apertura de puertas, disturbios, fin del dispositivo, etc. Todos los profesionales deben conocer estos códigos. Las prioridades sanitarias se rigen por números. Del 1 al 4 se identificaban los diferentes tipos de emergencia, y prioridad 1 es un código numérico que indica que la urgencia sanitaria es vital. También existen otros códigos que suelen indicar nombres en clave, como Alfa, Charlie, Romeo, etc.; este se detalla a continuación:

- A-Alfa.
- B-Beta.
- C-Charlie.
- D-Delta.
- E-Eco.
- F-Foxtro.
- G-Golf.
- H-Hotel.
- I-India.
- J-Juliet.
- K-Kilo.
- L-Lima.
- M-Micke.
- N-November.
- O-Oscar.
- P-Papa.
- Q-Quebet.

- R-Romeo.
- S-Sierra.
- T-Tango.
- U-Uniform.
- V-Victor.
- W-Whisky.
- X-Xray.
- Y-Yanqui.
- Z-Zulú.

## Sabía que...

Existen códigos por letras históricos, como en las situaciones en las que la hora H y el día D fijaban de forma secreta el día y la hora de un ataque o, por ejemplo, los famosos bombardeos de Hiroshima y Nagasaki.

## 8. Procedimiento de activación del DRP

La activación del DPR requiere el manejo y el paso de información por los diferentes profesionales que se coordinan para la activación de este proceso.

En primer lugar, se produce la información de la situación; en este punto se valora, con la información recibida sobre el evento, si es el momento de realizar la activación del dispositivo o no. Esta información pasará al centro coordinador. Será en este punto cuando el director del dispositivo, junto con su grupo de asesores, decida la activación del plan, junto con los recursos necesarios para dar solución a la situación que se esté dando o se vaya a dar en el futuro.

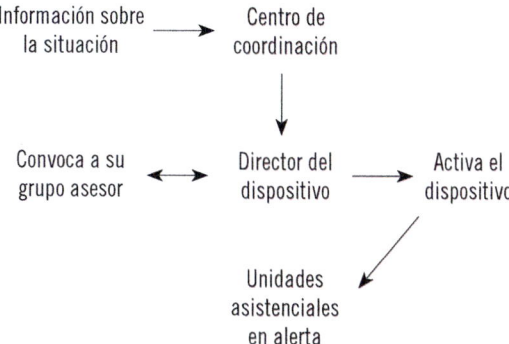

Una vez activado el DRP, todos los grupos sanitarios, organizadores, logísticos, etc., estarán en alerta durante todo el dispositivo. Deberán estar localizados en todo momento y preparados para la actuación que tengan que realizar. En caso que se produzca alguna situación especial, la cadena de información se activaría de las misma manera, pero en este caso serían los profesionales que están trabajando de forma activa los que informarán sobre la situación al Centro Coordinador, que a su vez informará al director del DRP y a sus gestores, que teniendo en cuenta los protocolos que se realizaron durante la fase de diseño, tomarán las decisiones oportunas y darán la información sobre las medidas a tomar para los diferentes grupos del dispositivo.

En cada situación, será un grupo diferente el que se tendrá que activar. Por ejemplo, si se produce una situación de salud grave y hay que actuar con maniobras de reanimación avanzadas y el posterior traslado a un hospital, se tendrá que desplazar el equipo de UVI móvil. Una vez se finaliza la actuación, el equipo movilizado volverá a su ubicación de origen.

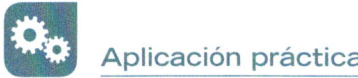 Aplicación práctica

**Realiza la consecución de pasos de la activación de un DRP de un evento que tiene las siguientes características: romería en un campo abierto, con 10.000 participantes; los romeros empiezan a llegar a las 7 horas al recinto.**

Continúa en página siguiente >>

<< Viene de página anterior

**SOLUCIÓN**

Los equipos de seguridad avisan de la llegada de los primeros romeros al Centro de Coordinación. Este centro avisará por varias vías al director del DRP. El director, con la ayuda de sus consejeros, se reunirá para decidir si se activa el plan o no. Una vez que llegan a un consenso, se activan todos los planes. Se avisarán a todos los profesionales para que estén en sus puestos y en situación de alerta para atender los posibles problemas que pudiesen surgir.

## 9. Fase de desactivación

Esta fase tendrá lugar cuando el evento para el que se ha creado el DRP se haya clausurado y todas las personas que estaban allí se hayan evacuado, tanto público como los que han prestado sus servicios en el evento (colaboradores, artistas, servicios de *catering,* etc.).

La fase de desactivación puede ser de dos formas:

- **Desactivación temporal:** es aquella que se activa y desactiva durante varios días; su desactivación se produce todos los días en los que se produzca el evento. En caso de que el evento se realice en un lugar cerrado y vigilado, no será necesario recoger todo el material, sino que valdría con ordenarlo para el día siguiente.
- **Desactivación permanente:** este tipo de desactivación se produce cuando el evento se termina de forma definitiva, ya sea un evento de un día u otro que se haya desactivado de forma temporal durante un tiempo determinado.

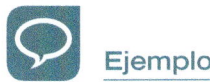

## Ejemplo

Durante la Vuelta Ciclista a España, todos los días se debe realizar la desactivación del plan de forma temporal, ya que las diferentes etapas se realizan cada día en un lugar diferente.

Las actividades que se deben realizar durante esta fase son varias: desmontar todas las estructuras, embalarlas en sus lugares correspondientes, trasladarlas a su medio de transporte, asegurarse de que todos los materiales están en buenas condiciones, limpiar el material que lo requiera y la emisión de informes.

## Actividades

6. Explicar las diferencias entre una desactivación temporal y una permanente.

## 9.1. Desactivación del DRP

La desactivación del dispositivo la llevará a cabo el director del mismo, una vez haya recibido la información de los diferentes grupos sobre la evacuación total de las personas que han participado en el evento y según esté indicado en el protocolo. Cuando el director del dispositivo y su grupo asesor toman la decisión de la desactivación, se comunicará a todos los grupos para que comiencen las actividades competentes para la última fase. Esto se comunicará mediante vía telefónica, radio o con una reunión de todos los jefes de grupo y el director.

La desactivación se puede producir de forma progresiva, es decir, en un proceso que puede durar varios días o de una sola vez. Este tipo de desactivación dependerá de los medios y recursos que se hayan utilizado.

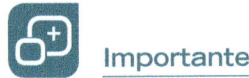 **Importante**

La desactivación del DRP se puede producir de forma progresiva o de una sola vez, según los medios y recursos que se usen.

Si la desactivación se produce en un evento itinerante, como lo puede ser una carrera ciclista o una manifestación, la recogida de los materiales se producirá según transcurra el itinerario. En caso de que se produzca en un lugar cerrado, la desactivación se realizará cuando finalice de forma total el evento.

## 9.2. Objetivos

Los objetivos que se pretenden alcanzar mediante la fase de desactivación son los siguientes:

- Realizar el desmontaje de todas las estructuras que se hayan utilizado durante el dispositivo de la forma más eficaz posible.
- Organizar y clasificar todo el material que se haya utilizado tanto sanitario como no sanitario.
- Evitar la pérdida de materiales.
- Limpieza exhaustiva de todo el material utilizado.
- Asegurarse de que todo el material utilizado funciona correctamente antes de almacenarlo o devolverlo en caso de que su propiedad pertenezca a alguna empresa.
- Guardar el material en un lugar seguro.
- Realizar el análisis del desarrollo del DRP.
- Realizar un informe sobre el dispositivo.
- Reposición del material utilizado.

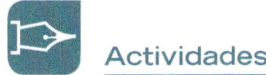

## Actividades

7. Realizar una clasificación de los objetivos de la desactivación del DPR, dependiendo de qué grupo realice las actividades relacionadas, el director, el equipo sanitario, el equipo logístico, todos los grupos, etc.

## 9.3. Procedimiento general

Al igual que para la activación del DRP se debían seguir unos pasos muy determinados, en el caso de la desactivación el proceso es similar, y existe un esquema a seguir que comienza con la recogida de la información pertinente al evento del Centro Coordinador.

Tal y como se ha comentado, el proceso de desactivación se llevará a cabo únicamente cuando el espacio del evento esté desalojado, para así evitar accidentes, y se asegura que las personas que allí había no han sufrido daños.

Una vez recogida la información por parte de los grupos de trabajo, se informará al director del DRP. El director se reunirá con su comité asesor y decidirá la orden de desactivación del dispositivo. Esta orden de desactivación se dará por el sistema de teléfono o radio con el que se producía el sistema de comunicación de la activación. Se informará así a todos los grupos para que comience la recogida de materiales. Una vez recogido el material, se pasará al proceso de limpiado y clasificación, en el cual se informará si ha existido alguna rotura o desperfecto en este.

Se catalogarán todos los objetos, dependiendo de sus características y el grupo al que pertenecen, materiales sanitarios, de transporte, comunicaciones, organización, etc.

Y, finalmente, se almacenarán en un lugar determinado, con unas condiciones de seguridad para conservarlos en buen estado para su siguiente uso. En el caso de que la desactivación sea parcial, los materiales se podrán guardar en el lugar donde vayan a ser transportados, es decir, se dejarán en camiones o en las ambulancias para el día siguiente, hasta la desactivación total del dispositivo.

El esquema general del proceso de desactivación es el siguiente:

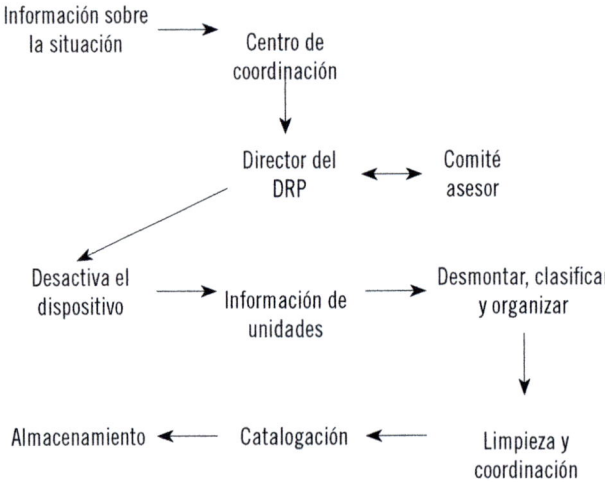

Cuando todo el material queda recogido y almacenado, el director del DRP emitirá un informe en el que quedará reflejado todo el desarrollo del dispositivo, toda la información pertinente a la asistencia y un análisis final del dispositivo.

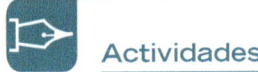 Actividades

8. Indicar las diferencias entre el esquema de activación y la desactivación del DRP.

## 9.4. Análisis del desarrollo del DRP

Cuando se pretende llevar a cabo un análisis correcto de las situaciones que se han dado en el DRP, puede ser de utilidad realizar algunas cuestiones para poder además llevar a cabo una evaluación de todo el desarrollo. Estas cuestiones serían las siguientes:

1. ¿La planificación inicial se ajusta a las necesidades reales del evento?
2. ¿Los recursos han resultado ser suficientes?
3. ¿Ha habido suficiente personal en cada dotación?
4. ¿Las comunicaciones han funcionado de forma eficaz?
5. ¿Las actuaciones se han realizado siguiendo el protocolo?
6. ¿Qué problemas han surgido en las intervenciones sanitarias?
7. ¿Se ha seguido el cronograma que se diseñó?
8. ¿Se han respetado los turnos de trabajo?

Todas las actuaciones que han llevado a cabo los diferentes grupos pueden ser analizadas y evaluadas, desde los grupos de transporte a los sanitarios. También es importante conocer las opiniones de los grupos, ya que, por ejemplo, con respecto a si el material sanitario ha sido el suficiente, será el grupo de sanitarios el que podrá decir con más fiabilidad si ha habido algo que no estuviese en un número suficiente o, por ejemplo, si se han respetado o no los turnos de trabajo.

Todas las conclusiones una vez realizadas se deberán hacer públicas a todos los participantes, para así detectar posibles errores o mejorar determinadas situaciones que no han sido del todo correctas.

## 9.5. Elaboración de la memoria

El director del dispositivo será el encargado de la realización de las memorias del DRP, aunque también las puede realizar una persona asignada por él para esta función. Estas memorias son una forma de archivar y clasificar toda la información derivada del DRP, para así poder ser usada a efectos legales, por ejemplo en el caso de que haya tenido lugar un incidente de gravedad, o para la realización del diseño de otros dispositivos, que puedan ser usados como información.

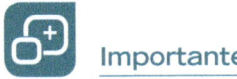

## Importante

Las memorias del DRP son importantes en el caso de que haya existido un incidente de gravedad o para diseñar otros dispositivos.

Las memorias deben contener una información básica, en la que se reflejen una serie de datos que sean representativos y relevantes. Estos datos serán los siguientes:

- Los contactos que ha habido entre el DRP y los organizadores del evento.
- Contendrá una definición y unos motivos que justifiquen la realización del dispositivo.
- Reflejará todas las actividades que se han realizado durante la planificación.
- Contendrá el contrato del desarrollo del dispositivo y su aceptación.
- Se comentará cómo se ha realizado el proceso de ejecución del plan, todos los cambios que hayan tenido lugar en las diferentes situaciones e infraestructuras y las incidencias que se hayan producido durante el desarrollo del DRP.
- Resumen e informes de asistencia sanitaria, que pueden ser usados en un futuro como instrumentos legales.
- Contendrá la evaluación, el informe y las conclusiones del análisis, que se ha llevado a cabo al finalizar la fase de desactivación. En ellos se deben incluir los errores que se hayan producido y las correcciones que se hayan realizado.

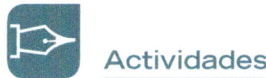

**Actividades**

9. Señalar qué es una memoria y cuál es su utilidad.

## 10. Resumen

El inicio del proceso de activación del DRP coincide con el comienzo de la ejecución del mismo. Se suceden durante la ejecución una serie de actividades que se desarrollan de forma cronológica.

Las funciones del director del DRP son varias, y van desde decidir las ordenes que se van a dar, hasta encargarse de los contratos y el control del personal. Es el encargado también de la activación de la fase de ejecución. Esta fase comienza con la recepción, clasificación y reconocimiento del material, y todo debe estar ordenado y debe funcionar correctamente.

Para que el funcionamiento del DRP sea el idóneo, se informará a todos los trabajadores sobre las características del evento, turnos, horarios, protocolo, sus funciones, etc.

Todos los trabajadores deben usar un uniforme, para distinguirlos unos de otros y para protegerse, teniendo unas características muy determinadas. Los horarios dependerán del tipo de evento y su duración. Y la comunicación entre ellos se hará vía móvil o por radio.

El proceso de activación y la desactivación se rigen por una serie de fases que se deben seguir, según lo indique la jerarquía del DRP. En el proceso de desactivación se persigue una serie de objetivos, y su consecución dará información que se deberá incluir en los informes que el director debe presentar para ser archivados, y poder usarse como información complementaria en el diseño de otros DRP.

Ejercicios de repaso y autoevaluación

1. **Indique el orden cronológico correcto de las actividades que se llevan a cabo en la fase de ejecución:**

   a. Informar a los profesionales.
   b. Comenzar las actividades.
   c. Revisión del material.
   d. Montar estructuras.

2. **De las siguientes frases, indique cuál es verdadera o falsa:**

   a. El director se encarga de recibir las demandas.

   ☐ Verdadero
   ☐ Falso

   b. El director no debe tener conocimientos de medicina.

   ☐ Verdadero
   ☐ Falso

   c. Los presupuestos los pide el equipo gestor.

   ☐ Verdadero
   ☐ Falso

   d. El director se encarga de asegurarse que cada trabajador está en su puesto.

   ☐ Verdadero
   ☐ Falso

3. **¿Cuál es la respuesta incorrecta en relación al transporte del material y los profesionales?**

   a. El número de vehículos es variable.
   b. Depende del tipo de evento.
   c. Son vehículos no sanitarios.
   d. Los datos del vehículo no se deben conocer hasta el momento del DPR.

### 4. En la clasificación de los materiales...

a. ... nunca se hace su recuento.
b. ... solo es material sanitario.
c. ... se debe de comprobar el funcionamiento del material.
d. ... el material no debe estar en el lugar del evento.

### 5. ¿Cuál de las siguientes afirmaciones es incorrecta?

a. El grupo gestor es el responsable principal de la evaluación del terreno.
b. Se pueden realizar correcciones si hubiese algún problema.
c. Para el montaje del dispositivo se deben conocer las características del terreno.
d. Se pueden hacer variaciones por alteraciones en el alcantarillado.

### 6. ¿Qué afirmación sobre la información a los profesionales es incorrecta?

a. Todos los profesionales deben conocer la información.
b. Se da en forma de informes.
c. Nunca se transmite la información de forma oral.
d. Se informará sobre las fases, horarios, etc.

### 7. De las siguientes funciones, ¿cuál es la del jefe de sección?

a. Coordinar las unidades.
b. Garantizar que los sistemas de comunicación funcionan bien.
c. Debe supervisar el trabajo de los diferentes grupos.
d. Prestará servicios sanitarios.

### 8. Relacione los siguientes elementos.

a. Jefe de sección.
b. Equipo médico.
c. Coordinador.
d. Jefe de equipo.
e. Técnico de emergencias.
f. Conductores.

___ Informar de los problemas.
___ Asegurarse que las comunicaciones funcionan.
___ Mantener en orden el vehículo.
___ Organizar las evacuaciones.
___ Colaborar con el DUE y el médico.
___ Hacer que se cumplan las tareas del grupo.

9. **Complete la siguiente oración.**

La _____ es un distintivo que deben tener los _____ del DPR. No solo es de utilidad para poder _____ un tipo de profesional del otro, sino que también es útil para la _____ del trabajador y su comodidad. El uniforme suele estar formado por camisa o camiseta, jersey, pantalón homologado, _____ homologado y abrigo _____.

10. **¿Qué diferencia hay con respecto al horario y los turnos entre un evento que dure solo un día y otro que dure más de 24 horas?**

_____
_____
_____
_____

11. **¿Cuál no es un medio o código de comunicación entre los equipos del DPR?**

a. Código Morse.
b. Móvil.
c. Walkie talkie.
d. Radio.

12. **En la activación del DPR...**

a. ... no toma la decisión el director.
b. ... el Centro Coordinador recibe la información.
c. ... el equipo de asesores no participa.
d. ... no se requiere información previa.

**13. Rellene los pasos que faltan:**

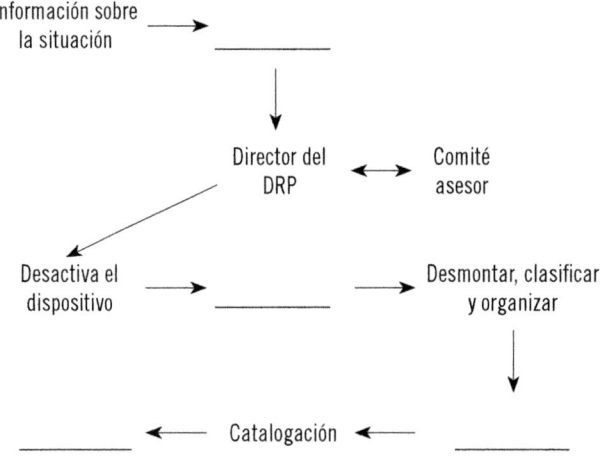

**14. ¿Cuáles son las diferencias entre desactivación temporal y desactivación permanente?**

_____
_____
_____
_____

**15. Las memorias son:**

    a. Una forma de evaluación.
    b. Un informe.
    c. Un resumen de los acontecimientos.
    d. Todas las opciones son correctas.

# Bibliografía

## Monografías

▌COULAUD, P.: *El esquema de ordenamiento territorial. Zona de influencia nueva troncal de occidente 1990-2010.* Manizales: Corporación para el Desarrollo de Caldas, 1989.

▌GONZÁLEZ García, J. L.: *Mapas de riesgos naturales en la ordenación territorial y urbanística.* Madrid: Fueyo Editores, 2009.

▌Organización Mundial de la Salud -OMS-. *Guía de la Organización Mundial de la Salud para planificar la comunicación en casos de brotes epidémicos.* 2008.

▌Organización Mundial de la Salud -OMS-. *Normas de comunicación de brotes epidémicos de la OMS.* 2005.

▌PALACIO, J., MONTOYA, J., CHAVARRO, V., PUERTO, G. y SOLANO, F.: *Guía para elaborar planes de emergencias y contingencias.* Bogotá: DPAE, 2009.

▌ROVIRALTA, G.: *Manual sobre preparación de los servicios de agua potable y alcantarillado para afrontar situaciones de emergencia.* Washington DC: Organización Panamericana de la Salud, 1990.

## Textos electrónicos, bases de datos y programas informáticos

▌Ayuntamiento de Zaragoza. Plan de Emergencia Municipal de Zaragoza 2023, de: <http://www.zaragoza.es/ciudad/bomberos/planemergencia/planactuacion/estructura/organigrama.htm>.

▌Banco Interamericano de Desarrollo, de: <https://www.iadb.org/es>.

▌Comunidad de Madrid, Dirección General de Protección Ciudadana, de: <http://www.madrid.org/>.

▌Comunidad de Valencia. Plan Territorial de Emergencias de la Comunidad de Valencia, de: <http://www.iaem.es/Planificacion/PlanesTerritoriales/PTE-Valencia.pdf>.

▌Cruz Roja, de: <http://www.cruzroja.es.>.

▌Departamento de Interior, Justicia y Administración Pública, Gobierno Vasco, de: <http://www.interior.ejgv.euskadi.net.>.

▌Estrucplan. Las catástrofes y las comunicaciones, de: <https://estrucplan.com.ar/las-catastrofes-y-las-comunicaciones-parte-i/>.

▌Gestión del Riesgo, de: <http://www.monografias.com/trabajos67/gestion-riesgo/gestion-riesgo.shtml>.

▌Junta de Andalucía, de: <http://www.juntadeandalucia.es>.

▌Mapa de niveles de riesgo para la salud por zonas de meteosalud, de: <https://www.sanidad.gob.es/excesoTemperaturas2024/meteosalud.do>.

▌Red de estudios sociales en la prevención de desastres en América Latina, de <http://www.desenredando.org/public/libros/1993/ldnsn/html/cap3.htm>.

▌Sociedad española de medicina en emergencia, de: <https://www.semes.org/>.

▌Xunta de Galicia, Plan Territorial de Emergencias de Galicia (PLATERGA), de: <http://cpapx.xunta.es/c/document_library/get_file?folderId=127859&name=DL FE-8406.pdf>.

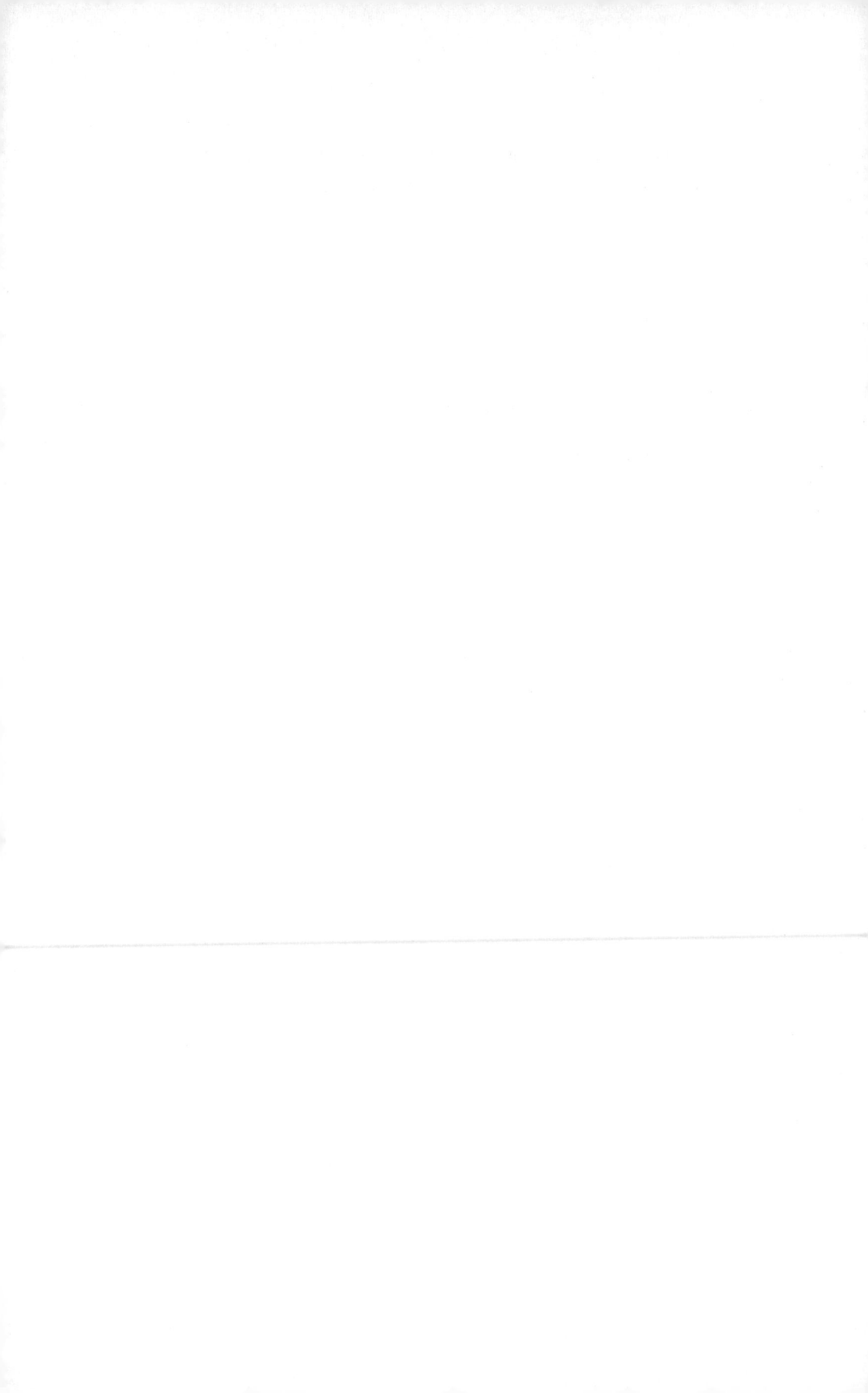